Klaus Oberbeil

Das Geheimnis der erotischen Intelligenz

Klaus Oberbeil

Das Geheimnis der erotischen Intelligenz

Wie Hormone und Biostoffe
Gefühle wecken und Beziehungen
festigen

KOPP VERLAG

Die Informationen, Tipps und Hinweise in diesem Buch sind vom Autor nach bestem Wissen und Gewissen zusammengestellt, von Autor und Verlag sorgfältig geprüft worden, dennoch kann keine Garantie übernommen werden. Jegliche Haftung des Autors bzw. des Verlages und seiner Beauftragten für Gesundheitsschäden sowie Personen-, Sach- und Vermögensschäden ist ausgeschlossen.

Genehmigte Sonderausgabe:
Kopp Verlag, Pfeiferstraße 52, D-72108 Rottenburg

Herstellung und Satz: VerlagsService Dr. Helmut Neuberger
& Karl Schaumann GmbH, Heimstetten
Druck und Bindung: GGP Media GmbH, Pößneck

ISBN 978-3-86445-009-9

Gerne senden wir Ihnen unser Verlagsverzeichnis
Kopp Verlag
Pfeiferstraße 52
72108 Rottenburg
E-Mail: info@kopp-verlag.de
Tel.: (0 74 72) 98 06-0
Fax: (0 74 72) 98 06-11

Unser Buchprogramm finden Sie auch im Internet unter:
www.kopp-verlag.de

INHALT

Vorwort: Was bedeutet »erotische Intelligenz«?

Die Antwort lautet ganz einfach: das Beste aus den individuellen Möglichkeiten der Partnersuche und -bindung machen. Und die Fähigkeit dazu schlummert in jedem von uns; sie muss nur geweckt bzw. wiederbelebt werden.

Geheimnis Erotik

Erotik ist das Geheimnis von Partner- und Liebesglück. Sie entsteht auf mysteriöse Weise aus dem feinen Zusammenspiel von Wahrnehmungen, sinnlichen Eindrücken, Worten, Liebkosungen und Genen, die Mann und Frau aneinander binden, mit Sex allein aber wenig zu tun haben. Gleichgültigkeit scheint der Hauptgrund dafür zu sein, dass Partnerschaften eine zunehmend kürzere Halbwertzeit haben und schon bald jede zweite Ehe nach spätestens sieben Jahren geschieden wird. »Die Menschen sind wie verrückt auf Partnersuche«, heißt es, »und setzen alles daran, um nur um Himmels willen nicht allein zu sein.« Doch es fehlt an erotischer Bindungskraft, hauptsächlich bedingt durch Stress und verkümmerte Sinnesnervenzellen. Die Kontaktbörsen boomen, doch es sind immer mehr Singles, die auf Wohnungssuche gehen …

Langeweile als Partnergift

»Erotik entsteht im Kopf, Sex hingegen im Schambereich«, erläutert Dr. Claudia Six vom American College of Sexology in San Rafael in Kalifornien. »Erotik entscheidet darüber, wie sehr man einen Partner anzieht, aber auch, wie man selbst die eigene Liebesfähigkeit erlebt und auskostet. Sie kann im ersten Blickkontakt keimen und in sexueller Vereinigung enden, kommt aber auch ganz ohne Libido und Orgasmen aus. Erotik ist vor allem erfüllendes Kennenlernen des eigenen Körpers und der eigenen Psyche.«

Dass Ehen und Partnerschaften auch bei uns immer weniger Bestand haben, hängt nach Meinung von Psychobiologen mit einem Defizit an Erotik zusammen. Sex allein ist oft nur ein kurzfristiges Erlebnis, eingebettet in Phasen von Langeweile und gegenseitiger Indifferenz. »Dies ist bedauerlich«, meint Dr. Six, »oft werden Paare durch Langeweile getrennt, die bei erotischer Bindung viele Jahre oder gar ein Leben lang glücklich zusammenleben könnten.«

Jede zweite Ehe wird geschieden

In der ersten Hälfte des vergangenen Jahrhunderts gab es den Berufsstand des Scheidungsanwalts noch gar nicht. Ehen wurden nur sehr selten amtlich getrennt. Doch schon 1970, mit dem Boom des Wirtschaftsaufschwungs, wurden bei uns 15 Prozent der Ehen geschieden. Die Scheidungsrate steigerte sich laut Statistischem Bundesamt dramatisch: 1980 waren es 21,5 Prozent, 1990 bereits 29,2 Prozent, 1995 34,1 Prozent, 2002 41,3 Prozent. Im

Jahr 2003 wurden stattliche 43,6 Prozent der standesamtlich besiegelten Partnerschaften getrennt – und nach Meinung der Statistiker steuern wir zielstrebig auf die 50-Prozent-Marke zu. In den ostdeutschen Ländern verlief die Kurve etwas anders: Da gab es zunächst mehr Scheidungen als im Westen, später hielten die Ehen dagegen wieder länger. Inzwischen zeichnet sich auch im Osten der Trend ab, dass demnächst 50 Prozent der Ehen geschieden werden.

Noch betrüblicher sieht es bei den »eheähnlichen« Partnerschaften aus, den so genannten »wilden Ehen« oder bei allem, was in irgendeiner Weise unter die Bezeichnung »Wir leben in einer festen Beziehung« fällt. Auch die halten nämlich immer weniger lang. Nicht selten geschieht es, dass sich zwei Singles in der Disco kennenlernen, sich verlieben, zusammen Wohnungen angucken, Möbel aussuchen, von einer Familie mit Kindern träumen – und sich nach fünf Wochen schon wieder trennen.

Die Sehnsucht, das Verlangen nach einer für immer anhaltenden Bindung ist paradoxerweise jedoch größer denn je. Ein solches Partnerschaftsbegehren ist ja auch genetisch in uns angelegt. Doch leider: Stress, vorangegangene Zerwürfnisse, der Verlust der eigenen Körperlichkeit und zunehmende Hoffnungslosigkeit rauben uns das, was Soziologen »Bindungsparameter« nennen: erotische Ausstrahlung, Wärme und ganz einfach auch das Bedürfnis nach körperlicher Nähe und Sex. Diese Defizite lassen sich mit ganz einfachen Mitteln wieder ausgleichen. Denn wenn es um die Fortpflanzung geht, hilft Mutter

Natur mit. Das Motto lautet: Erotik wiedergewinnen – und glücklicher leben.
Trennungen und Scheidungen stellen ein wachsendes soziales und auch soziologisches Problem dar. Während es immer weniger Ehen gibt, suchen immer mehr Singles ihr Lebensglück im Alleingang, mit oft wechselnden Kurzzeit-Partnern. Zwangsläufig gibt es immer mehr allein erziehende Männer und Frauen. So wird das Defizit an Erotik letztlich auch zu einem bedeutenden volkswirtschaftlichen, d. h. finanziellen Problem. Von dieser Entwicklung profitieren dagegen immer mehr Single-Partnerbörsen, meist im Internet, in denen sich Millionen Alleinlebende gegenseitig anbieten, oft nur für kurze, vergnügte Intermezzi ohne auch nur einen Hauch von Erotik.

Der Anbahnungskommerz läuft auf Hochtouren
Es ist schon verwunderlich, dass immer mehr Menschen allein leben, die Partnerbörsen aber boomen wie nie zuvor. Im Internet bieten Kontakt-Websites 1,5 Millionen Singles zur Auswahl an – und immer mehr tragen sich ein, in der Hoffnung, auf diesem Weg endlich den Partner fürs Leben zu finden. Und wenn sich in Deutschland niemand findet, dann vielleicht wenigstens im Ausland. Die Heirats- und Partnerschaftsanzeigen in Zeitungen werden immer zahlreicher, Single-Hotels, Gruppenreisen für Einsame, Discoabende speziell für Suchende florieren. Von der betrüblichen Statistik profitiert auch die Schönheitsindustrie. Ob Schönheitsoperationen, tolle neue Kosmetika, Schlankheitsratgeber, Fitness-Studios,

die Modebranche oder Body-Styling-Geräte für den Hobbyraum daheim, es formiert sich eine Milliarden-Industrie, deren Versprechen mehr oder weniger lautet: »Werde schöner, werde fitter, werde begehrenswerter, wecke deine erotische Ausstrahlung.« Dies alles marktgerecht und hübsch von Werbestrategen verpackt und verführerisch im Fernsehen oder den Printmedien dargeboten.

»Bedauerlich ist dabei nur eines«, seufzen Soziologen, »auf dem Markt ›Aus Singles werden Partner‹ werden zwar allein in Deutschland jährlich rund 32 Milliarden Euro umgesetzt, so eine inoffizielle Schätzung. Trotzdem kommt es zu immer mehr Trennungen, Scheidungen, und es gibt immer mehr einsame Herzen.«

Erotische Intelligenz ist ein Naturgesetz

Ohne spezielle Gene für Partnersuche und -bindung wäre die Spezies Mensch längst ausgestorben. Normal ist, dass sich Mann und Frau kennenlernen, verlieben, binden und dann auch möglichst lange zusammenbleiben. Erotische Ausstrahlung ist dabei das wichtigste Bindemittel, gewissermaßen der nötige Klebstoff, der zwei Menschen zusammenhält.

Der Natur ist das Zusammenführen von Menschen die liebste Aufgabe. Dafür hat sie ganz einfache Mechanismen entwickelt, jedem Mann und jeder Frau das genetische Rüstzeug mitgegeben, jemanden kennenzulernen, um am Ende im Idealfall eine Familie zu gründen und somit für den Erhalt der Gattung Mensch zu sorgen. Gegen diese Gesetze kann man verstoßen. Dann mag

man zwar eine Weile im steten Partnertausch seinen Spaß finden – bis man freilich irgendwann zum frustrierten Dauer-Single wird. Denn das genetische Gebot ist zwingend: Die Partnerschaftsformel 1 + 1 = 2 sorgt für mehr Alltagsglück, das gemeinsame Erleben bringt auf Dauer doppelte Lebensqualität.
Und weil alle Menschen über dieselben 30 000 aktiven Gene verfügen und sich lediglich in deren Ausprägung (dem so genannten Phänotyp) unterscheiden, haben moderne Psychobiologen einen kleinen Katalog der wichtigsten Verhaltensformen zusammengestellt, als Anleitung, mehr aus seiner erotischen Bindungsfähigkeit zu machen. Hormone und natürliche Biostoffe spielen dabei eine dominierende Rolle.
Die Auflistung zeigt, warum es immer mehr Singles gibt, obwohl die Partnerschaftsvermittlungs-Industrie von Discos, Bars, Single-Börsen, Internetanbahnung, Kennenlernreisen, Heiratsanzeigen usw. boomt wie nie zuvor und warum inzwischen bald jede zweite Ehe scheitert, während gleichzeitig die Sehnsucht nach Geborgenheit, Liebe, Gemeinsamkeit und Familie immer größer wird. Also eine paradoxe Situation: Keiner will alleine sein – aber immer mehr Männer und Frauen leben solo.

Die Wiederentdeckung der Erotik

»Um auf andere Menschen sinnlich anziehend zu wirken, muss einem erst einmal der eigene Körper gefallen«, so Dr. Six. »Das Gefühl, begehrt zu werden und zu begehren, muss gleichzeitig entstehen.« Weil Erotik immer der erste Schritt zur Fortpflanzung und Arterhaltung ist, hat die Natur die Grundmuster dafür ganz simpel gestaltet. Moderne Neurobiologen nennen die gravierendsten Fehler, die Menschen in partnerschaftlichen Beziehungen machen. Und sie vermitteln konkrete Vorschläge, wie man eine Beziehung oft sogar im Handumdrehen retten oder überhaupt erst aufbauen kann. Ihr Motto lautet: »In jedem Menschen steckt ein begehrenswertes Wesen, es muss nur manches Mal erst geweckt werden.« Dies ist ein genetisches Versprechen, das in jeden von uns unauslöschlich eingebrannt ist. Leicht nachvollziehbare Anleitungen helfen mit, den inneren emotionalen Reichtum wieder zu entdecken – und damit zwangsläufig mehr erotische Ausstrahlung zu gewinnen.

Wichtige Voraussetzungen für eine harmonische und erotisch befriedigende Beziehung sind nach Meinung von Experten z. B.:

- Idealgewicht: Jedes Pfund Fett zu viel am Körper kaschiert die erotische Faszinationskraft von Gesicht, Händen, Oberarmen, Brust, Po oder Oberschenkeln. Dabei geht es weniger um das Gesamtgewicht, denn jeder Mensch verfügt über eine individuelle Lastverteilung von Knochen und Bindegewebe. Entscheidend ist der unmittelbare Ausdruck der Körpersprache auf den Partner und das Selbstbewusstsein, das damit verbunden ist.
- Posture (zu Deutsch: Körperhaltung) lautet der neue Modebegriff für ein Optimum an verführerischer Ausstrahlung. Erotische oder sexuelle Zonen werden stärker ins Blickfeld geschoben, dynamisch und offensiv dargeboten und zur Schau gestellt, wie z. B. Brust und

Oberkörper, Stirn und Wangen, Hals, Handgelenke und Hände sowie der Lenden- und Hüftbereich.

- Flirthormone zünden: Charme und Charisma stecken in jedem von uns, müssen aber meist erst geweckt werden. Viele Menschen verstecken ihren persönlichen Zauber hinter zu viel Kosmetik, Haaren, die das Gesicht bedecken, oder Kleidern ohne persönliches Flair. Dahinter steckt häufig mangelndes Vertrauen in die eigene Anziehungskraft.
- Gefühlswärme ist ein Wesensmerkmal echter Sinnlichkeit, im Gegensatz zum Sex, der körperlicher Triebkraft entspringt, für sich allein aber mit Partnerbindung wenig zu tun hat. Berührungen, Liebkosungen, Streicheln, Flirten oder zärtliche Worte sind für Beziehungen so etwas wie Lebenselixier.
- Verständnis ist die Zauberformel für Gemeinsamkeiten auch dann, wenn sich einer der Partner gerade in einer schwierigen Situation befindet. Mit Nachsicht und Liebe statt Vorwürfen und Tadel lassen sich trennende Zerwürfnisse meist vermeiden. Zank und böse Worte reduzieren die erotische Ausstrahlung einer Person dagegen auf null. Warmherzige Zuneigung hingegen ist auf Kommunikation angewiesen und »berührt« den anderen.

Es ist im Grunde ganz einfach, die Gesetze der erotischen Intelligenz zu befolgen, auch wenn vielleicht anfangs ein wenig Disziplin erforderlich ist, um ein paar Kilo abzuspecken, für mehr Muskelfasern zu sorgen, die Haltung zu straffen oder abends auch mal eine halbe Stunde früher ins Bett zu gehen. Aber der Aufwand lohnt sich, denn

die Alternative führt zwangsläufig zu einem höheren Grad an Einsamkeit und Verlassenheit, selbst wenn das Alleinleben in einer schicken Single-Wohnung zunächst mal sehr schön ist und das Ausleben der persönlichen Freiheit jenseits einer Beziehung viel Spaß bereitet.
Über Monate oder Jahre hinweg bringt der Solo-Status jedoch wenig Erfüllung. Das Verlangen, begehrt zu sein oder auch selbst zu begehren, bleibt meist unerfüllt. Das Leben ganz für sich allein meistern zu wollen, ist nun mal ein Verstoß gegen die ehernen Gesetze der Natur, die in unsere Erbanlagen, die Chromosomen, eingemeißelt sind.
»Wichtig ist es, Fehler zu vermeiden, durch die potenzielle Partner womöglich schon zu Beginn der Bekanntschaft abgeschreckt werden«, empfehlen Psychobiologen. »Den Magnetismus zwischen Mann und Frau steuert die Natur gratis bei, und Hormone und Biostoffe der erotischen Intelligenz sorgen dann für nachhaltiges Partnerglück.«

Die Chemie von Sinnlichkeit und Liebe

So ganz ohne Chemie kann natürlich keine Partnersehnsucht keimen. Die Natur hat es so eingerichtet, dass Gehirnregionen, Drüsen, Verdauungsapparat und Kreislauf gemeinsam mithelfen, Empfindungen zu wecken und die Fähigkeit zur Leidenschaft anzukurbeln.
Ein Mangel an erotischer Ausstrahlung ist häufig Indiz dafür, dass dem Organismus bestimmte Nährstoffe fehlen. Dies können spezielle Aminosäuren sein (Eiweißbausteine), Vitamine, Spurenelemente, oder (was oft der Fall

ist) hochwertige ungesättigte Fettsäuren, wie sie z. B. in Oliven oder Fisch enthalten sind und die als Rohstoff für unsere Sexualhormone unerlässlich sind. Führt man diese speziellen Biostoffe zu, regen sich neue Lebensgeister – und mit ihnen der Spaß an Liebe und Sex.

»Man braucht allerdings keine Sonderration an Geschlechtshormonen, um anziehend zu wirken«, sagt Dr. Nathan I. Wertz, Psychoneuroendokrinologe am National Institute of Mental Health in Bethesda (US-Staat Maryland). »Erotik kann sich sogar eher aus einem Mangel an Sexualhormonen entwickeln. Oft verfügen Menschen mit weniger Libido über mehr Anziehungskraft und Verführungspotenzial.« Die Erklärung: Die für die Partnerbindung wichtigen hormonproduzierenden Drüsen stecken in jedem von uns. Entscheidend ist das Zusammenwirken von rund einem Dutzend unterschiedlicher Faktoren wie Hormone, Neuropeptide, Blutzuckerspiegel, Stress, Ernährung und Schlaf bzw. Ruhephasen. Aus ihrem Zusammenspiel blühen im entsprechenden Moment Charme & Charisma auf, nicht selten bei Menschen, die im Alltagsleben eher selten als männermordende Vamps oder Fraueneroberer auftreten. Beweis dafür, dass auch aus einer »grauen Maus« ganz plötzlich ein Partystar werden kann, die/der alle Konkurrent/innen überstrahlt und aussticht.

Wie bei vielen anderen Beschwerden und Mangelerscheinungen auch, ist die Frage bei mangelnder erotischer Ausstrahlung und Ansprechbarkeit lediglich: Welche Nährstoffe sind es, die mir fehlen? Und in welcher Zusammensetzung? Und gibt es irgendetwas in mir,

das diese kostbaren Biosubstanzen gar nicht erst aus dem Nahrungsbrei abbaut oder das sie zerstört? Z. B. zu viel Stress? Oder ein Ungleichgewicht an den Hormonen, die den Erotikhaushalt regeln? So wie Hormone ja auch andere Regelkreise im Körper kontrollieren? Oder fehlt mir etwa etwas völlig anderes? Innere Ruhe, mehr Bewegung – oder beides zusammen?
Und kann es eigentlich auch sein, dass mit der Entdeckung der Sinnlichkeit auch andere Kräfte in mir wachsen, sich entfalten, mich kräftigen? Zum Beispiel, dass ich optimistischer werde, befreiter, selbstbewusster?

Glückliche Zweisamkeit ist keine Zauberei

Dieses Buch gibt auf alle obigen Fragen Auskunft. Die einzelnen Kapitel stützen sich auf neueste wissenschaftliche Erkenntnisse aus Zell- und Genforschung, Sportphysiologie und Psychobiologie. Sie sind erst mit der Entwicklung von Hightech-Analysegeräten möglich geworden, die Zellen, Blutwerte und Drüsengewebe im sogenannten nanomolaren Bereich untersuchen, also in Minikonzentrationen von Billiardstelgramm. Hormonforscher sehen heute wie durch ein Schaufenster mitten in unsere Körperzellen hinein und entdecken dabei immer wieder Erstaunliches über die Rätsel von sinnlicher Ausstrahlung und Liebesdrang.
Dieser Ratgeber liefert Ihnen einfache konkrete Anleitungen dafür, wie Sie in punkto Partnerbeziehung (wieder) mehr aus sich machen können. So geben Sie der Liebe eine echte Chance – und damit auch einer dauerhaften Beziehung bzw. dem Aufbau einer glücklichen Familie.

KAPITEL 1:

Liebeslust oder -frust – Der Körper entscheidet mit

- Zwei Hormondrüsen im Gehirn steuern unser Liebesleben
- Auf die Menge der Sexualhormone kommt es nicht unbedingt an
- Gute Durchblutung fördert den Spaß an der Liebe
- Bei Histaminmangel leidet auch die Erotik
- Ein Turbo-Peptid steigert das Liebesverlangen
- Richtige Ernährung bringt die Libido in Schwung

1 Wunderwelt der Hormone

Von uns selbst sehen wir ja stets nur das äußere Erscheinungsbild, das uns unser Badezimmerspiegel bietet. Was unter der Haut steckt, ist gewissermaßen unbekanntes Territorium. All die faszinierenden Abenteuer, die sich Tag für Tag, in jeder Stunde und Sekunde im Stoffwechsel abspielen. Warum sehen wir manchmal gut und verführerisch aus – und in der nächsten Stunde schon wieder müde und schlapp? Warum sind wir manchmal am Vormittag toll drauf – und am Nachmittag schon wieder am Boden zerstört? Warum finden wir uns manchmal unwiderstehlich – und plötzlich doch wieder unausstehlich? Warum hat man manchmal Spaß am Sex und an der Liebe – und dann wieder überhaupt nicht? Wenn unser Stoffwechsel sprechen könnte, würde er uns die Antworten liefern.

Noch vor zwei, drei oder fünf Jahren verfügten Psycho-Experten nur über unbefriedigende Erkenntnisse über die hormonell-genetische Entstehung unserer Liebesfähigkeit. Dann fanden Biologen heraus, dass Rezeptoren, die unendlich winzigen Antennen auf der Außenhaut von Zellen, wie unvorstellbar feine Sensoren ständig unsere Mitmenschen abtasten, ihre Gesten, Düfte, Gerüche, und diese Wahrnehmungen registrieren und an das Gehirn weiterleiten, das sie verarbeitet – und dies alles auf wundervolle Weise gesteuert von rund 30 000 aktiven Genen in unseren Zellkernen.

Erotik entsteht in den Gehirnzellen

Unser zwischen etwa 1300 und 1800 Gramm schweres Gehirn ist bekanntlich das Hauptquartier sämtlicher Körperfunktionen. Hier haben alle unsere Bewegungen und Emotionen ihr Zuhause – und natürlich auch alle sinnlichen Regungen. Auf Letztere spezialisiert sind vor allem zwei Drüsen:

1. der Hypothalamus im Zwischenhirn und
2. die benachbarte, nur rund zwei Zentimeter entfernte Hirnanhangsdrüse (Hypophyse), die nicht größer als ein Kirschkern ist.

In diesen Drüsen keimen in Form winziger Eiweißmoleküle die Hormone, die als Teil des sogenannten gonadotropen Regelkreises über die Blutbahn auch die Geschlechtsorgane erreichen und stimulieren oder hemmen. Interessant dabei ist, dass beide Drüsen sowohl Hormone und Neuropeptide synthetisieren, die uns Spaß am Liebesleben vermitteln, als auch Inhibitoren oder Gegenhormone, die genau das Gegenteil bewirken.

So kann es geschehen, dass dieses aus zwei Drüsen bestehende Hauptquartier unserer Liebesempfindungen eine sinnliche Wahrnehmung aufnimmt, wie einen Blick, eine Berührung oder einen Geruch, und je nach Zeitpunkt unterschiedlich darauf reagiert. Es kann sein, dass sich Sehnsucht nach Zärtlichkeit und Liebe entwickelt –

oder dass man den Gedanken an Sex gerade als unerträglich empfindet.
Was ebenfalls bemerkenswert ist: Beide Drüsen haben (neben den Nebennieren) die höchste Vitamin-C-Konzentration im ganzen Körper. Dieser Biostoff ist für die ausreichende Produktion von Drüsenhormonen als Enzymspender unerlässlich. Daraus wird klar, dass Vitamin-C-Mangel zu Frigidität führen kann und dass viele Menschen nur deshalb keine Erotik ausstrahlen und wenig Libido entfalten, weil ihnen dieses Vitamin fehlt.

Die Steuerung unseres Liebeslebens
Der Hypothalamus hat das Oberkommando über unser Sinnesleben, er reagiert auf sinnliche Reize wie Sehen, Hören, Fühlen, Riechen oder Schmecken mit der Sekretion von Auslöserhormonen, die Folgereaktionen in unserem Körper in Gang setzen. Damit ist klar, dass diese kleine Drüse auch in Sachen Liebe ein Wörtchen mitzureden hat. Das Hormonmolekül, das für Erotik und Liebe zuständig ist, bezeichnen Neurophysiologen als Gonadotropin-Releasing-Hormon oder kurz GnRH.
Wie und auf welche Weise diese Gehirndrüse zunächst einmal abstrakte Wahrnehmungen wie den Anblick einer geliebten Person in eine Gefühlsantwort umwandelt, ist Wissenschaftlern freilich noch immer ein Rätsel. So ganz gibt die Natur ihre Geheimnisse also doch nicht preis und auch Liebesdinge bleiben immer noch ein wenig unberechenbar. Man weiß lediglich, dass es Nervenbotenstoffe (Neurotransmitter) wie Dopamin sind, die der Drüse das entsprechende genetische Signal geben. Wenn es in

der Liebe nicht klappt, kann also auch Dopamin-Mangel oder ein Mangel an anderen solchen Botenstoffen die Ursache sein.
In unmittelbarer Nachbarschaft des Hypothalamus nimmt die Hirnanhangsdrüse (Hypophyse) die Moleküle der Auslöserhormone auf, als Befehl, andere aktivere Hormone auszuschütten, speziell LH (luteinisierendes Hormon) und FSH (follikelstimulierendes Hormon).
LH stimuliert bei der Frau die Produktion von Östrogen und ist ebenso wie FSH aktiv an Eireife und Eisprung beteiligt. Beim Mann wirkt LH gezielt auf die sogenannten Leydig-Zellen in den Hoden und stimuliert hier die Produktion von Testosteron.

Sexualdrüsen in unserem Körper

- Unsere Sexualdrüsen sind von der Natur für die Fortpflanzung vorgesehen, dienen also nicht dazu, um mithilfe von möglichst viel Libido und zahlreichen Orgasmen den Alltag aufzupeppen.
- Die weiblichen Fortpflanzungsorgane aus Eierstöcken, Eileitern, Gebärmutter und Vagina sind außerordentlich empfindlich und verletzlich. Ihr Job ist es nicht, in erster Linie Libido und Orgasmen zu ermöglichen. Vielmehr hat die Libido die Funktion, Menschen zueinander zu führen und damit auch eine geschlechtliche Vereinigung zu ermöglichen.
- Die männlichen Sexualdrüsen sind die Hoden. Ihre Hauptaufgabe ist es, Spermien und Testosteron zu produzieren. Die Hoden erhalten im 90-Minuten-Takt von Hypothalamus bzw. Hirnanhangsdrüse luteinisierendes Hormon, das die Herstellung von Testosteron stimuliert, sowie follikelstimulierendes Hormon, das die Synthese von Spermien ankurbelt.

Der Testosteron-Irrtum

»Wie hoch die Konzentrationen an diesem Sexualhormon sind, spielt keine bedeutende Rolle«, erklärt der Londoner Endokrinologe Dr. Ben Greenstein. »Männer mit niedrigen Testosteronwerten können genauso eine Erektion haben wie Männer mit normalen Konzentrationen. Das Hormon kann jedoch die sexuelle Fantasie anregen, ebenso den Spaß am Wettbewerb mit anderen Zeitgenossen, so z. B. im Beruf oder beim Karrierestreben. Dasselbe gilt übrigens auch für Frauen.«
Testosteron wird beim Mann in den Leydig-Zellen der Hoden aus Cholesterin synthetisiert, das zunächst zu Pregnenolon umgewandelt wird. Die Leydig-Zellen stellen auch Östrogen her, das für die Spermienbildung gebraucht wird. Eine wichtige Rolle spielt Testosteron bei der Muskelbildung, da das Sexualhormon die Stoffwechselrate im Körper erhöht, indem es die Enzymbildung und Proteinsynthese in Schwung bringt. Erotische Ausstrahlung ist deshalb oft eng mit gut ausgearbeiteten Muskeln verbunden. Dies müssen aber beileibe keine gewaltigen Muskelwülste sein, die oft nur die Konkurrenten im Fitnessstudio beeindrucken. Im Gegenteil: Die Muskeln müssen lediglich individuell typgerecht ausgeprägt sein, auf das Muskelgewicht kommt es dabei überhaupt nicht an.

DHEA – Ja oder nein?

In den Fitnessstudios, zwischen chromglitzernden Deadlifts, Pec-Decks, Hantelsortimenten und Machine-Curls tummeln sich meist vor allem Menschen, die toll aussehen und viel erotische Ausstrahlung haben möchten. So mancher versucht noch eins obendrauf zu setzen, indem er DHEA (Dehydroepiandrosteron) als Nahrungsergänzungsmittel zu sich nimmt. DHEA wird von den Nebennieren synthetisiert und liefert zum Teil den Rohstoff für das Sexualhormon Testosteron. Deshalb fahren ihn viele Manager als guten Freund für alle Fälle im Handschuhfach spazieren.

Doch Vorsicht: Finger weg von dieser Pseudohilfe in Liebesdingen. DHEA kann die HDL-Werte absenken, also genau jenes sogenannte »gute« Cholesterin, das für die Produktion von Sexualhormonen so dringend benötigt wird. Bei erhöhtem DHEA-Spiegel kommt es außerdem zum Feedback-Effekt, bei dem den Nebennieren angekündigt wird: »Es befindet sich ausreichend DHEA im Blut, ihr braucht also derzeit kein weiteres zu produzieren.« So wird das gesunde natürliche, körpereigene DHEA durch ein Fremdpräparat ersetzt. Über einen längeren Zeitraum eingenommen, gibt es den Nebennieren das Signal, nach und nach ihre Produktion an diesem wichtigen Hormon zu drosseln.

2 Spaß am Sex: Auch eine Frage der Durchblutung

Dies ist im Prinzip die einfachste Sache der Welt. Der Natur liegt schließlich viel daran, Lebewesen zum Zwecke der Vereinigung und Fortpflanzung zusammenzuführen. Im Wesentlichen geht es stets darum, die Schwellkörper der sogenannten Pudendal-Arterien im Schambereich von Mann und Frau mit viel Blut voll zu pumpen. Nur so können Libido und letztlich auch ein Orgasmus zustande kommen.

Sogenannte Mastzellen, weiße Blutkörperchen, die in großer Zahl in den Gefäßwänden sitzen, stoßen nach einem massiven Bluteinstrom erhebliche Mengen an Histamin aus, einen Eiweißstoff, der das Wollustgefühl ansteigen lässt und schließlich zum Orgasmus führt. Histamin ist ein sogenanntes biogenes Amin, das aus der Aminosäure Histidin entsteht. Bis zur Pubertät stellen wir Menschen kein Histidin aus anderen Eiweißbausteinen her, deshalb bleiben wir bis zu diesem Wendepunkt in unserem Leben in erotischer Hinsicht ganz unschuldig. Mit und nach der Pubertät kommt es allerdings im Allgemeinen zu einer oft explosionsartigen körpereigenen Produktion an Histidin. Wird die Säuregruppe von diesem Molekül abgespalten (was für die Natur eine Sache von Millisekunden ist), entsteht daraus der Libido- und Orgasmusstoff Histamin.

Das Histamin wird von fleißigen Stoffwechselheinzelmännchen in die Mastzellen eingelagert. Hier spielt es auch bei Entzündungen, Rötungen oder Schwellungen eine Rolle. Wenn uns ein Insekt sticht, stoßen die Mastzellen ihr Histamin aus, es kommt zu erhöhtem Blutandrang, denn der Organismus versucht jetzt, die eingedrungenen Giftstoffe über das Blut auszuschwemmen.
Wenn Menschen sich gesund ernähren, wenig Stress aufbürden und für ausreichende Bewegung sorgen, sind ihre Mastzellen im Schambereich stets mit ausreichend Histamin-Molekülen gefüllt.

VIP für jedermann – Das Libido-Peptid

So ein Sexhormonmolekül benötigt auf seinem langen Weg über die Blutbahn vom Gehirn bis in den Schambereich rund sechs Sekunden. Dies ist natürlich viel zu lange, wenn es zwischen Mann und Frau auf Anhieb funken soll. Deshalb hat die Natur ein Turbo-Peptid eingebaut: VIP (Vasoactive Intestinal Polypeptide), das sowohl in Gehirnzellen als auch im Verdauungstrakt sowie in den Schamarterien reich konzentriert ist. Der kleine Eiweißstoff eignet sich also ideal als Hormonbrücke, um bei beiden Partnern sofort Liebesverlangen entstehen zu lassen, während gleichzeitig die Hormone LH und FSH ihren etwas gemächlicheren Weg über die Blutbahn an die Zielorte nehmen. VIP nutzt den nur Millisekunden dauernden Transfer über Nervennetze, genauso wie alle anderen Neurotransmitter, Glückshormone oder andere Nervenstoffe.

VIP pumpt Blut in die Liebesgefäße. Die Bezeichnung »vasoactive« verrät, dass das Peptid gefäßerweiternd wirkt, wodurch mehr Blut in die Adern einschießen kann. Auch Medikamente wie Viagra wirken auf diese Weise, die Pharmakologen haben also praktisch nur die Mechanismen der Natur für ihr Produkt nachgeahmt. Dabei sind in den Gefäßwänden in Klitoris und Penis nicht mehr als rund 16 Billionstelgramm VIP pro Gramm Gewebe eingelagert. Dies genügt jedoch, um bei einer zärtlichen Berührung, einer Liebkosung, einem Kuss oder einem heißen Flirt die Libido anschwellen zu lassen. Die VIP-Peptide in den Pudendal-Arterien, die aus lediglich 28 Eiweißbausteinen bestehen, öffnen dann ganz einfach die Blutschleusen.

Sex-Killer und wie Sie sie vermeiden

Ganz allgemein kann man sagen: Alles, was die Gefäße verengt, schadet dem Liebesglück und sollte beim Wunsch nach mehr Erotik eher gemieden werden. Feinde der Libido sind:

Salz bzw. eine zu salzreiche Kost: Die beiden Bestandteile unseres Kochsalzes, Natrium und Chlorid, erhöhen die Gefäßwandspannung und verengen auf diese Weise die Arterien. Dadurch strömt weniger Blut durch die Pudendal-Arterien, Libido und Orgasmusfähigkeit werden gewissermaßen gedrosselt. Spätabends vor der romantischen Stunde noch mal zum Italiener oder Griechen auf ein Pfeffersteak oder eine gesalzene Fisch-Paella zu gehen, ist demnach das falsche Stimulans.

Kaffee: Koffein wirkt auf die sogenannten adrenergen Rezeptoren und verengt die Adern. Zwar macht Kaffee uns kurzfristig leistungsfähiger – aber leider nicht in Sachen Liebe. Da bewirkt das schwarzbraune dampfende Getränk eher das Gegenteil.
Zigaretten: Nikotin ist ein pflanzliches Alkaloid, das erregend wirkt, weil es die Gefäße verengt und dadurch Blutdruck, Hirn- und Herzleistung erhöht. Also genau jene Mechanismen, die in der Liebe am wenigsten gebraucht werden.
Stress: Jede Form von körperlichem Stress wirkt gefäßverengend, weil ja eine erhöhte Stoffwechselleistung gefragt ist. Dies gilt auch für Übertreibungen beim Freizeitsport. Abends noch mal ein paar Kilometer durch die Gegend joggen ist leider auch ein Liebestöter.
Sorgen, Kummer: Mentaler Stress wie z. B. Partnerschaftskonflikte führen zur Engstellung der Arterien und hemmen somit ebenfalls die Blutzufuhr in den Schambereich.
Eiweiß: Abends noch eine proteinreiche Mahlzeit mit viel Fleisch, Geflügel, Fisch, Krabben oder auch Käse erfordert vom Körper eine enorme Verdauungsleistung mit erhöhter Thermogenesis (Wärmeentwicklung). Dabei verengen sich unsere Adern ebenfalls – keine günstigen Voraussetzungen für Stunden des Liebesglücks.

Das bringt die Liebe in Schwung

Hier gilt die Regel: Die Arterien in den Schwellkörpern im Schambereich müssen möglichst spontan mit viel Blut aufgepumpt werden.

Scharfes, Würziges: Alles, was scharf und würzig schmeckt, macht das Blut dünnflüssiger und fördert die Durchblutung, somit auch den Bluteinstrom in Klitoris und Penis. Dazu gehören sowohl Gewürze wie Pfeffer, Chili, Curry, Ingwer, Anis, Koriander usw. als auch Gemüse wie Knoblauch, Zwiebeln, Paprika, Peperoni, Rettich oder Radieschen. Senf, Ketchup, Essig, Mixed Pickles, Pfeffer- bzw. Würzsaucen, scharf gewürzte Dips, Dressings und Zitronensaft fördern ebenfalls die Durchblutung.

Kohlenhydrate: Im Gegensatz zu allem Salzigen, das die Blutgefäße verengt, erweitern Kohlenhydrate die Arterien. Der beste Verbündete aller Liebenden ist dabei das Hormon Insulin aus der Bauchspeicheldrüse, das immer dann ausgeschüttet wird, wenn wir Kohlenhydratreiches zu uns nehmen, also z. B. Brot, Nudeln, Gemüse, Kartoffeln, Reis usw. Insulin ist ein anaboles Hormon, es schleust Glukose, die kleinste Einheit der Kohlenhydrate, in die Körperzellen ein. Gleichzeitig erweitert es die Bluttransportwege, die Adern – damit ganz einfach unsere Zellen schneller und besser mit Nährstoffen gefüttert und versorgt werden können.

Abends lieber keine Liebeshäppchen naschen wie Sushi, Knoblauch-Garnelen, Kaviarschnittchen oder Chicken-Wings, sondern lieber Mehlig-Süßes wie z. B. Kaiserschmarrn, Milchreis mit Vanille und Zucker, Spaghetti mit einer Sahnesauce oder auch ganz einfach nur ein Butterbrot mit Honig oder Ahornsirup.

Alkohol in Maßen: In kleineren Mengen kann Alkohol durchaus als Liebesdiener nützlich sein, weil er gefäßerweiternd wirkt und die Freisetzung von stimmungsaufhellenden Neurotransmittern im Gehirn erleichtert. Zu viel Wein oder starke Alkoholika sollten es freilich nicht sein, sonst erschlaffen vor allem die Venen zu sehr. In ihnen kann bis zu einem halben Liter Blut zusätzlich versacken – und der fehlt dann letztlich den Schwellkörpern im Schambereich.

Das Histamin-Dilemma

- Viele Menschen haben ein Libido-Problem, dessen komplexere Ursachen im Stoffwechsel liegen. In und nach der Pubertät produzieren Jungen und Mädchen viel Histamin. Diese Produktion bleibt normalerweise bis ins Alter erhalten. Doch bei vielen Frauen sinken die Histaminwerte vom 30. Lebensjahr an stetig ab. Der Grund: Es fehlt an Histidin, einer Aminosäure, dem Rohstoff für die körpereigene Histamin-Synthese.
- Das Problem ist, dass die Produktion von Histamin aus anderen Eiweißbausteinen im Stoffwechsel nur verhältnismäßig kurze Zeit wirklich ausreichend funktioniert – von der Pubertät bis etwa zum 35. oder 40. Lebensjahr. Nach einem Orgasmus entleeren sich die Histamin-Säckchen in den Gefäßen – und füllen sich dann nur noch sehr allmählich wieder auf, oft erst nach Tagen oder gar Wochen.
- Eine bessere Eiweißversorgung kann für mehr Histidin sorgen. Dabei geht es freilich nicht um besonders üppige Schnitzel, die weit über den Tellerrand hinausragen, sondern um die richtige Eiweißverwertung. So ein zäher Bissen Fleisch muss nämlich erst einmal recht mühsam in seine kleinen Bestandteile, die Aminosäuren, abgebaut werden. Dafür wird viel Magensäure benötigt – und die fehlt bei vielen Menschen über 35 Jahren.

- Experten empfehlen daher, vor den Hauptmahlzeiten einen Säurelocker zu sich zu nehmen, z. B. ein Schnapsgläschen voll Apfelessig. Oder vor dem Eiweiß-Gericht einen mit Essig, Öl und Zitronensaft angemachten Salat zu sich zu nehmen. Die Proteine werden dann besser abgebaut und es kommt zu einem verjüngenden Eiweißschub im Stoffwechsel – mit mehr Histidin (und damit Histamin) für die Liebe.

KAPITEL 2:

Voraussetzung für Erotik: Freude am eigenen Körper

- Vor allem Übergewicht lässt die Lust am Körper leiden
- Unser Fettstoffwechsel hat seine eigenen Regeln
- Die Apotheke »Natur« bietet uns alles, was wir brauchen
- Jugendlichkeit ist keine Frage des Alters
- Richtiges Essen und Trinken macht gesund – und erotisch
- Sauerstoff – Jungbrunnen für alle Körperzellen
- Erschlafftes Bindegewebe lässt sich wieder straffen
- Eiweißmangel und Stress sind Gift für die Zellregeneration
- Die besten Faltenkiller: Zink und Vitamin C
- Natürliche Mittel pflegen Haut, Haare und Nägel am besten
- Gesunde Zähne für ein anziehendes Lachen
- Gute Körperhaltung ist wichtiger als Riesenmuskeln

1 Mehr Ausstrahlung durch Schönheit aus der Natur

»Als ich als Fitnesstrainer die Sängerin Madonna unter meine Fittiche bekam, war sie noch ein rechtes Pummelchen«, erzählt Ron Parr, einer aus der renommierten Gilde der US-Bodyshaping-Coaches. »Sie war dementsprechend unzufrieden, besaß kaum Ausstrahlung, wenig Selbstvertrauen, und sie hatte ihr körperliches und mentales Potenzial vielleicht gerade mal zur Hälfte ausgeschöpft. Wir begannen dann gemeinsam zu trainieren – und heute ist Madonna praktisch Synonym für erotisches Charisma: tigerhaft geschmeidig, vital, explosiv, mit einem unvergleichlichen betörenden Charme. Was aber ganz entscheidend ist: Madonna lebt uns vor, was man alles aus sich, seinem Körper, seinen Möglichkeiten machen kann, um ein erfolgreicher Mensch mit neuen Perspektiven zu werden. Und vor allem auch: wie man lernt, seinen eigenen Körper zu lieben.«

Die großen Hollywood-Filmstudios wie Universal oder Miramax verlangen von ihren Stars vertraglich, dass diese mindestens ab vier Wochen vor Drehbeginn und auch während der Drehtage täglich zwischen zwei und drei Stunden aktiv unter Anleitung eines von ihnen bestellten Trainers arbeiten. Nur so ist gewährleistet, dass die Stars vor der Kamera die mentale und körperliche Power ausstrahlen, die die Kinobesucher vor der Leinwand später so oft bewundern. »Lange vor Drehbeginn beginnt für die Stars das Körpertraining«, sagt Parr, »sie kommen mit Schwabbelpfunden, mental müde, nicht selten lustlos – und wir bringen sie in kurzer Zeit auf Trab. Jeder normale Mensch kann unsere Shaping-Programme nachmachen.«

Den eigenen Körper wieder lieben

Sich selbst gerne berühren, den Körper mit den Händen abtasten, streicheln, massieren ist ein Zeichen gelebter Körperlichkeit, die sich auch auf andere Menschen bzw. den Partner überträgt. Wer seinen Körper nicht besonders mag, weil er ihm zu schwammig ist, zu unproportioniert, zu blass oder zu ausdrucksarm, kann dies in kurzer Zeit ändern. Meist hapert es in vier Bereichen:

- zu viel Körperfett,
- zu wenig Muskeln,
- schlechte Haltung,
- falsch verteiltes Körperwasser, d. h. eine »verrutschte« Wasserbalance.

Fast immer sind es ein paar Pfund Fett am Körper zu viel, die einem das eigene Spiegelbild vergällen oder ein Stück Lebensfreude rauben:

Bei der Partnersuche stören Schwabbelpfunde ganz eindeutig. Und auch bei Vorstellungsgesprächen wird nicht selten nach dem Äußeren gegangen und dann

haben meist die Schlanken, sportlich und dynamisch Wirkenden die Nase vorn. Im Freizeitsport und bei geselligen Ausflügen stören die Extrapfunde ebenfalls, weil man meist nicht so schnell vorankommt. Beim Kleiderkauf steuert man nur widerstrebend die höheren Größen an. Sehnsüchtig schaut man auf die kleineren Größen, die einem vor ein paar Jahren noch gepasst haben: Die Modelle sind eindeutig jugendlicher, schicker, verführerischer.
Höchste Zeit also, es Madonna und all den anderen Hollywood- und US-TV-Stars nachzumachen und sein Erscheinungsbild richtig aufzupeppen. Das geht ganz schnell und einfach. In der Reihenfolge: Fett weg, Muskeln drauf – und das Körperwasser besser im Gewebe verteilen.

Von der Natur lernen

Können Blumen Charme und Charisma entwickeln? Biologen behaupten: Ja. Ihren Erkenntnissen zufolge gilt das gesamte genetische Bestreben von Fauna und Flora ausschließlich der inneren Gesundheit und äußeren Ausdruckskraft – und wir Menschen können unendlich viel davon lernen:

Jung bleiben: Pflanzen machen es uns vor
Alle Blumen, Sträucher und Bäume verfügen über ein wundervolles Verjüngungsmittel: die Zytokinine. Wenn ihre Blätter altern, verlieren sie viel von ihrem grünen Lebensstoff, dem Chlorophyll. Gleichzeitig werden

Proteine in ihrem Gewebe zu Eiweißbausteinen abgebaut und organische Bestandteile als Reserverohstoffe in den Stamm zurückgeholt. Tragen Biologen das Pflanzenhormon Zytokinin auf ein welkendes Blatt auf, bleibt es grün und altert nicht mehr. Das Hormon macht Blattgewebe aufnahmefähiger für Nährstoffe und aktiviert auch den Transport verjüngender Biostoffe in die Pflanzenzellen.
Auch unser menschlicher Stoffwechsel nutzt Hormone und Biostoffe, um sich täglich aufs Neue zu verjüngen. Dazu zählen vor allem Wachstumshormon, Folsäure sowie die Vitamine B_6 und C. Lesen Sie darüber mehr in den Kapiteln »Jünger werden mit Wachstumshormon« (s. S. 133) und »Methionin braucht Vitamine« (s. S. 147).

Schönheitssalon Natur

Pflanzen und Tiere legen großen Wert auf gutes Aussehen. Denn sie wollen Insekten anlocken, die ihre Samen weitertragen. Oder es geht darum, bei der Partnersuche die Konkurrenz auszustechen, etwa durch ein farbenprächtiges Federkleid, durch attraktiv im Wasser blitzende Schuppen oder durch ein üppiges, seidig schimmerndes Fell. Zu diesem Zweck pumpen Pflanzen einen kolossalen Reichtum an Farbstoffen in ihre Zellen, z. B. Karotine, von denen es über 400 verschiedene gibt. Sie sind es, die die Blüten einer Orchidee, eines Vergissmeinnichts oder einer Aster so hübsch bunt leuchten lassen. Tiere saugen bestimmte »Schönheitsstoffe« in ihre Zellen, speziell Schwefel, ungesättig-

te Fettsäuren, Biotin, Kupfer und vor allem auch viel Wasser.
Auch wir Menschen können uns im Schönheitssalon der Natur behandeln lassen, und das beinahe zum Nulltarif. Dabei gilt freilich: Von außen auf die Haut oder auf das Haar auftragen lässt sich Attraktivität nicht. Die Haut wehrt sich sogar gegen alles, was von außen in sie eindringen möchte. Schönheit kommt stets von innen, d. h. aus dem Darm bzw. dem Stoffwechsel. Im Prinzip gilt: Alles, was die Natur wachsen lässt, dient der Schönheit und der schlanken Linie. Wer sich ausschließlich mit naturbelassenen Lebensmitteln ernährt, regeneriert nicht nur seinen Organismus, sondern verjüngt auch seine Seele. Dies ist ein Axiom der Natur, das seit Hunderten Millionen Jahren Bestand hat.

Was Zellen vorzeitig altern lässt

Der bekannte US-Biochemiker Carl C. Pfeiffer vom Brain Bio Center in New Jersey sagte einmal: »Wenn jemand mit 50 Jahren aussieht wie 50, ist er selbst schuld. Mit 50 Jahren aussehen wie 35 ist überhaupt kein Problem.«
Dahinter steckt die Erkenntnis, dass unsere rund 70 Billionen Körperzellen unter bestimmten Umständen schneller altern als nötig. Mögliche Ursachen dafür sind:
- zu viel Stress,
- nährstoffarme Kost,
- zu viel Zucker,
- zu viel Salz,

- zu wenig Flüssigkeit,
- ein geschwächtes Immunsystem.

Dr. Pfeiffer: »Unsere Körperzellen ändern ihren Zustand von Tag zu Tag, von Stunde zu Stunde, von Minute zu Minute, je nachdem, was wir gerade gegessen und wie viel Stress wir uns unterworfen haben. Dementsprechend verändert sich auch unsere innere biologische Uhr unablässig. So kann es geschehen, dass wir ein schweres Problem zu meistern haben, das uns mental und körperlich erschöpft. Dabei altern wir rasch, möglicherweise innerhalb von Stunden um Wochen oder Monate. Mit ausreichend Schlaf, Ruhe und gesunder Ernährung können wir die verlorene Zeit aber später wieder hereinholen.«

Die Natur kennt keine Uhr

- Tatsächlich hat die Natur überhaupt keinen Zeitbegriff, sondern unterscheidet ausschließlich zwischen jungen, gut genährten und alten, welken Körperzellen. Dementsprechend kennt sie auch keine Beschwerden oder Krankheiten. Gesunde Zellen sorgen dafür, dass man jung und gesund ist – so einfach lautet das Prinzip.
- Daraus erklärt sich auch, dass Tiere in freier Natur ihr Leben lang jung bleiben und ihr schönes Fell, Schuppen- oder Federkleid bis an ihr Lebensende behalten, ebenso wie ihr Idealgewicht. Biologen sind immer wieder überrascht, wenn sie unter dem Mikroskop die Zellen von Jung- oder Alttieren betrachten. Die Zellen eines sehr jungen Feldhasen unterscheiden sich nicht im Geringsten von denen eines schon betagten Hoppeltiers. Dasselbe gilt für Forellen, Krähen, Elefanten oder auch für Kleintiere wie Insekten.

- In dem Wissen um diese Tatsache liegt für alle Menschen, die sich zu alt fühlen, eine große Chance. Das Motto muss lauten: Alles vermeiden, was Zellen altern lässt, und stattdessen alles tun, was dazu beiträgt, dass sich unser Gewebe regeneriert und verjüngt. Wie dies am schnellsten funktioniert, erfahren Sie in den folgenden Kapiteln.

2 Essen Sie sich schön und schlank

Die meisten Menschen heutzutage hadern am ehesten mit ihrem Körpergewicht. Doch die meisten Diätversuche sind zum Scheitern verurteilt, weil sie die natürlichen Körperprozesse nicht ausreichend berücksichtigen.

So haben z. B. die rund 150 Milliarden Adipozyten, die Fettzellen, in unserem Körper ihr eigenes genetisches Idealgewicht. Wenn wir zu viele hässlich-gelbe Triglyzeride (Fettmoleküle) in sie hineinstopfen, sind sie unglücklich und helfen tatkräftig mit, sie wieder loszuwerden. Dieses Gesetz gehört zu dem wundervollen Selbstheilungsprogramm der Natur, die ihre Pflanzen und Lebewesen um jeden Preis nach ihrem optimalen Schöpfungsbild erhalten möchte. Damit stets nur kerngesundes Erbgut auf folgende Generationen übertragen wird, denn nur so kann die großartige gesunde Artenvielfalt auf der Erde erhalten bleiben.

»Die meisten Menschen glauben irrtümlich, Fettzellen seien lediglich Behälter oder Säckchen, in die nach Bedarf Triglyzeride verfrachtet werden«, sagt Dr. Warne Mader von der Tufts University in Boston (US-Staat Massachusetts). »Das Gegenteil ist der Fall. Adipozyten haben ein höchst betriebsames Innenleben aus Millionen Einzeltei-

len. Sie bestehen zu einem erheblichen Teil aus Eiweiß und bis zu sieben Prozent aus Wasser.«
98 Prozent unseres Körperfetts bestehen aus solchen Triglyzeriden, aus Speicherfett. Die sind zum großen Teil eigentlich nur da, um dem Körper über eventuelle Hungerzeiten zu helfen. »Wir müssen uns vorstellen«, so Dr. Mader weiter, »dass Fettzellen ihr Speicherfett lediglich verwalten. Sie nehmen Triglyzeride auf – und geben sie ab. Dies ist im Wesentlichen ihr Job. Mit Kalorien zählen, Glyx-Diäten studieren oder Trennkosttafeln an die Küchenwand pinnen ist noch kein Mensch schlank geworden.«

Wissenswertes über Adipozyten

- Unsere Fettzellen enthalten im Normalfall nur etwa 0,8 Mikrogramm (= Tausendstelgramm) Fett. Wenn wir aber viel Süßes und Fettes essen, werden daraus vom Körper weitere Triglyzeride gebildet und in die Fettzellen hineingestopft.
- Die Fettzellen sind darüber gar nicht sehr froh. Sie warten darauf, dass aus dem Stoffwechsel Fett zur Energiegewinnung angefordert wird, damit sie so nach und nach wieder zu ihrem Idealgewicht zurückfinden. Doch leider warten sie oft vergebens, denn Muskel- und andere Körperzellen benötigen den Energierohstoff Fett nur entsprechend ihrer Stoffwechselrate. Wenn Muskelzellen nur belastet werden, um mit der TV-Fernbedienung herumzuzappen, brauchen sie kaum Energierohstoffe. Dementsprechend fordern sie auch keine aus den Fettzellen an. Dieses Prinzip zieht sich durch den ganzen Körper und ist das »negative Geheimnis« aller Übergewichtigen und Fettsüchtigen.
- Man muss aber nicht jeden Tag im Fitnessstudio auf dem Ergometer-Fahrrad oder in Laufschuhen schwitzen, damit

die Stoffwechselrate der Zellen steigt und mehr Fett zu Energie verheizt wird. Tiere, die sich langsam bewegen, wie Weidekühe oder Schnecken, werden ja auch nicht dick.
Um den Zellstoffwechsel in Schwung zu bringen und damit schlank zu werden und mehr sinnliche Ausstrahlung zu gewinnen, braucht es nämlich im Prinzip keine Fitnessübungen irgendwelcher Art.

- »Entscheidend ist«, so Dr. Mader, »dass Zellen mit Wasser aufgepumpt werden. Unsere Zellen sind meist ausgetrocknet, welk, oft fehlen ihnen 60 oder gar 70 Prozent an lebensnotwendiger Flüssigkeit. Solche Zellen sind schlapp, ihr Stoffwechselmotor dümpelt gerade mal so dahin. Sie fordern kein Fett zur Verbrennung an. Und darüber sind die Fettzellen, die ihren Inhalt doch nur allzu gern abgeben würden, sehr unglücklich.«

Hollywood-Stars machen es vor

Weil die Anforderungen am Drehort immer mehr Stress bedeuten und von den sogenannten Celebrities ein Höchstmaß an Dynamik, Ausdruckskraft und Charisma gefordert wird, folgen immer mehr Schauspielerinnen und Schauspieler den Ernährungsrichtlinien der amerikanischen Gesundheitsbehörde, dem National Institute of Health. Und die lauten:

- wenig Fett,
- wenig Zucker,
- ausschließlich naturbelassene Kost.

Dies ist die Voraussetzung für optimale Muskelarbeit, aber auch für die Fähigkeit, ein- und durchzuschlafen, für ein optimales Körpergewicht, für eine optimistisch-offensive Geisteshaltung und vor allem auch für robuste Nerven.

Renee Zellweger ernährt sich mit 40 Prozent Kohlenhydraten, 30 Prozent Eiweiß (vornehmlich Fisch, Tofu) sowie 30 Prozent ungesättigten Fettsäuren, z. B. in Form von Oliven, Avocado, Pflanzenölen.

Claudia Schiffer, Meg Ryan und *Michelle Pfeiffer* werden von der recht resoluten Top-Trainerin Kathy Kaehler aus Los Angeles betreut. Es gibt täglich fünf Mal oder öfter Obst, Gemüse und Hülsenfrüchte in all ihrer Vielfalt, außerdem Vollkornprodukte, Fisch, mageres Fleisch und fettarme Milch, fast gar kein Salz, dafür viel Kräuter und Gewürze.

Für *Sharon Stone* ist Zucker ein Fremdwort, auch süße Softdrinks bleiben im Supermarktregal. Dafür gibt es viel Vollkornprodukte, Gemüse und Obst.

Gwyneth Paltrow achtet mit besonderer Disziplin darauf, was sie auf dem Teller hat: makrobiotische Kost ohne Fleisch, Eier, Milch und Kaffee. »Eine solche Ernährung durchzustehen ist nicht ganz einfach«, verrät sie, »aber es lohnt sich.« Gwyneth kauft ausschließlich im Naturkostladen ein. »Ich verzichte auf alles, was irgendwie schadstoffbelastet sein könnte«, sagt sie. »Auch Süßigkeiten sind tabu, sie rauben dem Körper Energie.«

Cameron Diaz, Alicia Silverstone und *Drew Barrymore* sind Vegetarier, fleischliche Nahrung ist für sie tabu. Dafür gibt es Bohnen, Erbsen, Linsen und Nüsse für die notwendige Eiweißversorgung des Körpers. Um fit und charismatisch zu sein, verzichtet Cameron Diaz seit Neuestem auch auf Kaffee.

Brad Pitt und *Bruce Willis* schwören auf komplexe Kohlenhydrate für die Idealfigur: Getreideprodukte,

Naturreis, Obst und Gemüse sind bei ihnen angesagt.
Cher und *Nicole Kidman* essen viel Saisonobst, Gemüse, keine hellen Mehlprodukte, nichts Süßes, dafür Fisch als Eiweißspender.

Naturbelassenes auf einen Blick

Eiweiß für kräftige Muskeln und ein festes Bindegewebe:

- Fisch
- Geflügelfleisch ohne Haut
- Krabben, Langusten
- mageres Fleisch
- magerer Schinken
- Tofu

Vitamine & Co. für einen angeregten Stoffwechsel:

- Gemüse
- Hülsenfrüchte
- Obst
- Pilze
- Rohkost
- Salat

Komplexe Kohlenhydrate für Fitness & Nervenpower:

- Buchweizen
- Kartoffeln
- Mais
- Naturreis
- Vollkornbrot, -brötchen
- Vollkornprodukte

Ungesättigte Fettsäuren für Glückshormone, schöne Haut und volles Haar:

- Avocado
- Kerne
- Nüsse
- Oliven
- Pflanzenöle
- Samen
- Sprossen

Getränke, die fit, schlank & glücklich machen:

- Buttermilch
- Joghurt
- Kefir
- zucker- und salzfreie Frucht- und Gemüsesäfte
- Kräutertee
- Milch
- Mineralwasser

Eindeutig nicht naturbelassene Lebensmittel
Abgepacktes: Alles, was hübsch verpackt, versiegelt und etikettiert in Regalen, Tiefkühltruhen oder im Getränkelager landet, ist nicht mehr naturbelassen. Je nach dem Grad seiner Denaturierung hemmt und stört es unseren Stoffwechsel und trägt zu Altersprozessen bei.
Dosensuppen und -gemüse: Auch wenn auf dem Etikett irgendetwas draufsteht wie »Bio« oder »Gemüse ist gesund« – der Inhalt ist durch Erhitzen und andere Haltbarkeitsverfahren gequält, enthält nur mehr ein paar kümmerliche Almosen an licht- und wärmeempfindlichen Vitaminen wie Folsäure, Vitamin C oder B_2.
Fischstäbchen: Der in den Panierkrusten aus Weißmehl, Salz und fettigen Gewürzspendern eingesperrte Fisch war mal naturbelassen, nachdem er aus dem Meer gefischt wurde. Inzwischen hat er ein halbes Dutzend Industrievorgänge hinter sich, ist längst ausgelaugt und ohne natürliche Substanz.
Pommes frites: Viele Menschen sagen: »Wir essen gerne vegetarisch, zum Beispiel Pommes.« Die in Fett gebrutzelten Kartoffelstäbchen sind aber weder gesund noch pflanzlich oder vegetarisch. Voll gesogen mit unter Hitze veränderten Trans-Fettsäuren stammen bis zu 70 Prozent ihrer Kalorien aus meist gesättigten tierischen Fetten. Wenn Pommes naturbelassen wären, würden sie längst schon aus dem Boden wachsen oder an Sträuchern reifen.

3 Wasser ist unser Lebenselixier

Wir besitzen rund 70 Billionen Körperzellen und jeder dieser winzigen Bausteine unserer Existenz besteht aus Millionen Einzelteilen: Enzymfabriken, Energiebrennkammern, Entsorgungsstationen, Werkstätten für Eiweißmoleküle, Speicherdepots und vieles mehr. Dies alles ist aber nicht fest gebaut wie eine aus Stein gemauerte Fabrik mit vielen Maschinen, sondern alle diese sogenannten Zellorganellen schwimmen quasi in Wasser, gehalten lediglich von einem unendlich feinen Zellgerüst.

Gesunde Zellen enthalten zwischen 60 und 95 Prozent Wasser. So hat die Natur es eingerichtet. Daraus wird ersichtlich, dass Flüssigkeitsmangel Zellen und Gewebe alt und welk macht. Wenn unseren Zellen zehn Prozent Wasser fehlen, sinkt unsere mentale und körperliche Leistungsfähigkeit entsprechend ab. Bei einem Flüssigkeitsdefizit von 20 oder 30 Prozent fühlen wir uns entsprechend noch müder, schlapper, nervöser. Wird dem Gewebe dann wieder das lebensnotwendige Wasser zugeführt, geht es uns oft innerhalb von Minuten schlagartig besser. Mitunter genügt es schon, ein großes Glas Wasser zu trinken, um das Blutvolumen anzuheben und den Zellen mehr Flüssigkeit zu spenden. Dass wir uns im Laufe eines Tages immer wieder mal fit oder erschöpft

fühlen, hängt oft mit dem Auf und Ab in der Flüssigkeitskonzentration in den Zellen zusammen.
Dasselbe gilt für die sogenannten Stimmungsschwankungen, von denen viele Menschen befallen sind, die unter Stress stehen: mal froh gelaunt, dann gleich wieder betrübt und bekümmert. Dabei macht ein Mangel an Zellwasser nicht nur übergewichtig oder gar dick (weil die Muskel zu wenig Fettmoleküle verbrennen), sondern es fehlt auch an Optimismus, positiver Ausstrahlung, an erotischer Anziehungskraft und an einem beglückenden Körperbewusstsein.
Was einleuchtend ist: Wenn Pflanzen, die ja über sehr ähnliche Zellen verfügen wie wir Menschen, Wasser fehlt, lassen sie auch die Köpfe oder Zweige hängen. Können sie ihre Zellen dann wieder mit Flüssigkeit voll saugen, regenerieren sie sich rasch und stehen bald wieder jung und üppig da. Nicht anders geht es uns Menschen. Denn das genetische Programm gilt für Tiere, Pflanzen und Menschen gleichermaßen. Es hat sich seit Jahrmillionen nicht verändert und lässt sich weder durch Medikamente, Aufputschmittel oder Kosmetika ersetzen.

Schlank und erotisch mit Kalium

Dieses Mineral hat es wahrhaft in sich. Es päppelt Nerven- und Körperzellen mit belebendem Wasser auf und kurbelt den Stoffwechsel an. Während sein Gegenspieler Natrium den Zellen ihr kostbares Wasser entzieht und in der sogenannten extrazellulären Flüssigkeit bindet, sorgt Kalium für eine optimale Wasserbalance.

Viele Menschen schleppen unnötigerweise bis zu anderthalb Liter Wasser im Bauchraum, aber auch an den Knöcheln, den Handrücken oder unter den Augen mit sich herum, Flüssigkeit, die an diesen Stellen nichts zu suchen hat. Während gleichzeitig den Körperzellen ihr wichtiges Stoffwechselwasser fehlt. Die Ursache: Kaliummangel.
Kalium ist besonders reichlich in allen Obst- und Gemüsesorten enthalten, darüber hinaus auch in Pilzen, Hülsenfrüchten, Salat oder Rohkost. Es entwässert und strafft die Figur – innerhalb kurzer Zeit.
Weil Kalium den Zellstoffwechsel belebt, zählt dieses Mineral auch zu den besten Fatburnern. Ihm verdanken es unter anderem die Tiere in freier Natur, dass sie bis an ihr Lebensende schlank und voller Energie bleiben.

4 Sauerstoff: Das Zaubermolekül

Dieses unsichtbare Element kann man weder im Supermarkt noch in der Apotheke kaufen oder im Garten wachsen lassen. Es lässt sich deshalb von Pharmafirmen und Werbestrategen nicht anpreisen. Gesundheitsbewusste Zeitgenossen wissen aber, dass Sauerstoff der wichtigste Nährstoff in unserem Leben ist. Mindestens ebenso wichtig wie Wasser, an dessen Molekülstruktur es ja einen bedeutenden Anteil hat.
Wissenschaftler und Ärzte an deutschen Kliniken sind immer wieder bestürzt darüber, wie katastrophal die Sauerstoffversorgung der eingelieferten Patienten ist. Nachweisen lässt sich dieses Defizit leicht mithilfe einer sogenannten kalorimetrischen Analysetechnik. Dabei wird unter Laborbedingungen die Sauerstoffaufnahme der betreffenden Person festgestellt. Die ist für unsere Gesundheit wichtiger als alles andere, denn Sauerstoff hilft, die unterschiedlichen, mit der Nahrung aufgenommenen Nährstoffe in Energie zu verwandeln. Wenn sich Sauerstoff mit einem Gramm Fettsäure, Glukose oder Eiweiß verbindet, entsteht eine bestimmte Quantität an Zellenergie – ein Vorgang, der sich in den Mitochondrien abspielt, den winzigen Energiebrennkammern in unseren Zellen. Experten zufolge verfügen viele Menschen ledig-

lich über 50 oder 60 Prozent der optimalen Sauerstoffaufnahme. Da ist es biologisch unmöglich, fit, wach, froh und optimistisch zu sein.
Aerobes Training nennen Sportphysiologen Übungen mit erhöhter Sauerstoffaufnahme. »Wir erleben immer wieder, wie unsere TV- und Filmstars mehr Dynamik und Charisma entwickeln, nachdem sie etwa einen zwanzigminütigen Waldlauf absolviert haben«, erklärt Hollywood-Coach Ron Parr. Durchpulst vom lebenspendenden Sauerstoff steigt der Zellstoffwechsel in kurzer Zeit auf sein optimales Niveau von 100 Prozent. Was ganz entscheidend ist: Er bleibt danach noch über mehrere Stunden hinweg hochaktiv. Deshalb sind Übungen an frischer Luft bis zu sechs Mal wirkungsvoller als solche im Gym oder im eigenen Fitnesskeller.

Sauerstoff-Tipps vom Fitness-Papst

Dr. Ulrich Strunz, Deutschlands Fitness-Papst rät:

- Sauerstoff ist unser kostenloser Jungbrunnen. Unsere 70 Billionen Körperzellen, und speziell das Gehirn, sind auf die ständige Zufuhr dieses Elements angewiesen.
- Beim Laufen können wir mit einem Atemzug bis zu fünf Liter Luft in die Lunge pumpen, acht Mal so viel, als wenn wir vor dem Fernseher sitzen.
- Laufen macht die Lunge zum »Blasebalg«, solange man nicht außer Atem gerät.
- Ideal ist ein Morgenlauf vor Arbeitsantritt von nur wenigen Minuten Dauer. Das Laufen öffnet die rechte, kreative Gehirnhälfte. Langsames Laufen versorgt das Gehirn optimal mit Sauerstoff.
- Beim langsamen Laufen, also ohne dass man ins Schwitzen

oder Keuchen gerät, stellen die Muskeln auf Fettverbrennung um. Dadurch bleibt den Gehirn- und Nervenzellen ihr kostbarer Energierohstoff Glukose, der Blutzucker, erhalten. Die Folge: Muskeln werden aufgebaut, die Denk- und Konzentrationsleistung erhöht.

---

5 Straffes Bindegewebe mit natürlichen Mitteln

Erotische Ausstrahlung ist immer ein Zeichen gut genährter, gesunder Körperzellen und eines tadellos funktionierenden Stoffwechsels. Ein bunter Korallenfisch, ein hübscher Specht oder eine verführerisch leuchtende Orchidee im Dschungel beziehen ihre Schönheit ja auch nicht von außen, also indem sie etwa irgendwelche Feuchtigkeitscremes, Lotionen oder Hautmasken auftragen. Sie beziehen ihr attraktives Äußeres aus der einzigartigen Struktur natürlicher Biostoffe, die sie in ihren Verdauungswegen abbauen und im Stoffwechsel verwerten. Dabei bleiben sie ihr Leben lang jung und schön.

Viele Ehen oder Beziehungen scheitern daran, dass ein oder beide Partner ihren Körper vernachlässigen und stattdessen auf die Verheißungen der Kosmetikindustrie setzen, auf Wellness-Spas, fragwürdige Schlankheitskuren, Beauty-Weekends oder sogar auf Schönheitsoperationen. Dies alles in der Hoffnung, jünger und schöner und ganz einfach wieder begehrenswerter zu werden.

Dabei ist es ganz einfach, mit natürlichen Mitteln hübscher und attraktiver zu werden. Wir registrieren es ja nahezu täglich selbst: Morgens, nach einem erholsamen Nachtschlaf, sehen wir meist ausgeruhter, frischer, einnehmender – ganz einfach jünger aus. Beweis dafür, dass

Selbstheilungskräfte unsichtbar, aber fleißig an unserem äußeren Erscheinungsbild arbeiten. Diese Verjüngungskräfte in unseren Zellen, unserem Gewebe sollten wir unterstützen, anstatt ihnen ihre Arbeit zu erschweren. Eine ganz wichtige Sonderrolle spielen dabei unsere Zellen im Bindegewebe, in der Haut sowie die haarbildenden Zellen.

Unser Bindegewebe: ein Wunder der Natur

Wenn so manche Menschen wüssten, welch faszinierendes Stoffwechselleben sich in ihren Kollagenfasern abspielt, würden sie sie nicht so lieblos behandeln. Die drei schlimmsten Sünden sind: zu viel Stress, ungesunde Ernährung und zu wenig Schlaf.

Unser Bindegewebe baut sich aus langen Eiweißketten auf, die aus mehr als 1000 Aminosäuren bestehen, vorwiegend aus den Eiweißbausteinen Prolin und Glyzin. Gesundes Bindegewebe ist nahezu unzerreißbar. Fibroblasten (Bindegewebszellen) saugen diese Aminosäuren unermüdlich aus dem Blut auf. Vor allem nachts basteln Stoffwechselheinzelmännchen unermüdlich neue Kollagenfasern auf, die durch enorm kräftige Elastinfasern miteinander vernetzt und verknüpft werden.

Unerlässliche Enzymspender sind dabei das Spurenelement Zink und Vitamin C. Weil diese beiden Nährstoffe unter Stress besonders rasch verbraucht werden, fehlen den Bindegewebszellen nachts oft die notwendigen Rohstoffe für eine hausinterne Schönheitskur. Dies ist sehr schade, denn viele Menschen könnten morgens

attraktiver und verjüngt aussehen und sich im Badezimmer viel mehr an ihrem eigenen Spiegelbild erfreuen.
Welkes, schlaffes Hautgewebe an Bauch, Brust, Hals oder im Gesicht ist häufig Folge von Zink- oder Vitamin-C-Mangel. Ideal ist es, abends den Saft einer frisch ausgepressten Zitrone zu trinken. Nicht erhitzen, sonst wird das darin enthaltene Vitamin C zerstört! Dafür darf man den Saft aber mit Honig oder mit Ahornsirup süßen.
Einen tollen Tipp verraten Biochemikerinnen von der University of California in San Francisco: »Wir vierteln die Zitrone und beißen das Fruchtfleisch heraus. Es ist reich an Bioflavonoiden, das sind Pflanzenschutzstoffe, die das verletzliche Vitamin C im Körper vor freien Radikalen schützen. Dadurch wird die Vitamin-C-Wirkung bis zum Zwanzigfachen erhöht.« Und sie fügen hinzu: »Schmeckt übrigens nur beim ersten Mal sauer. Beim zweiten oder dritten Mal empfindet man den Geschmack bereits als recht angenehm.«
Stress frisst nicht nur Vitamin C aus dem Körper, sondern auch viel Zink. Der Grund: Beide Nährstoffe werden in Drüsen und auch im Nervengewebe zum Bau von Stresshormonen, wie Noradrenalin, Adrenalin, Cortisol, Glukagon und ACTH gebraucht. Wenn es – egal ob daheim im Haushalt oder am Arbeitsplatz – mal eine Stunde lang richtig drunter und drüber geht, wird oft der gesamte Reservevorrat an Vitamin C und Zink aus dem Blut und dem Gewebe gefressen. Das Bindegewebe geht dann natürlich leer aus, kann sich nicht regenerieren und verjüngen. Besonders reich an Zink sind Leber, Eigelb, Vollkornprodukte und Naturreis.

Kollagen neu aufpolstern

Falten, Runzeln, Krähenfüße und generell schlaffes, welkes Gewebe empfinden die meisten Menschen als außerordentlich störend. Daheim vor dem Spiegel bemüht man sich mit allen Mitteln zu tünchen und zu schminken – oft vergebens. Falten oder Runzeln sind aber keineswegs etwas, das man als Tribut an das Altern und persönliches Schicksal hinnehmen muss. Sie sind auch keineswegs ein Hautproblem, ebenso wenig übrigens wie Zellulite. Falten entstehen ganz einfach, wenn das unter der Oberhaut liegende, Kollagen enthaltende Bindegewebe geschwächt ist. Dann muss das Kollagen wieder aufgepolstert werden, so wie man ein durchgesessenes Polstermöbel wieder neu wattieren und ausfüttern kann.

Die Natur hat das Bindegewebe mit den Kollagenfasern nicht erfunden, damit wir hübscher aussehen, sondern um damit Organe, Gefäße und auch die Haut gegen Stöße oder andere mechanische Einwirkungen zu schützen. Es gibt in unserem Körper insgesamt acht verschiedene Kollagen-Typen, die vom Tagesstress meist arg strapaziert werden. Wenn wir abends ins Bett gehen, ist unser Kollagen fast immer geschwächt. Nachts im Schlaf, aber auch tagsüber während Ruhephasen, kann es sich wieder erholen. Solange wir aber mental oder körperlich belastet sind, kann sich Bindegewebe nicht erneuern. Das macht einsichtig, warum für ein hübsches Äußeres und eine attraktive Erscheinung Entspannung und Schlaf unerlässlich sind.

»Schlaf und Ruhe sind Teil der Ernährung«, erläutert Dr. Ravi Sindra, Ernährungsphysiologin an der University of Southern California in La Jolla bei San Diego (Kalifornien), »denn nur im Ruhezustand können die Körperzellen optimal mit Nährstoffen versorgt werden. Dies gilt ganz speziell für unser Bindegewebe. Schlaf und Ernährung gehören unabdingbar zusammen, wenn es um Charisma und Gesundheit geht.«

Noch mehr Wissenswertes über Kollagen

Wenn es um erotische Ausstrahlung und ein erfrischendes Körpergefühl geht, sollte man sich wirklich um sein Bindegewebe kümmern, das für Jugendlichkeit und Schönheit so wichtig ist. Damit das Kollagen geschmeidig ist und der Haut Fülle und Üppigkeit verleihen kann, braucht es viel Schwefel. Dieses Mineral kann man aber nicht essen, etwa als Nahrungsergänzung, sondern es ist an einen bestimmten Eiweißbaustein, das Cystein, gebunden, von dem es huckepack in die Fibroblasten getragen wird.

Enthalten ist diese Aminosäure vor allem in Zwiebeln, Knoblauch, Tofu-Produkten, Eiern, Kaviar, Hülsenfrüchten, Leber, Joghurt und Käse. Um sein Kollagen richtig schön aufzupäppeln und einer Schönheitskur zu unterziehen, sollten diese Lebensmittel also regelmäßig auf den Tisch kommen. In südlichen Ländern ernähren sich die Menschen viel mit Zwiebeln, Knoblauch und Joghurt – und behalten bis ins hohe Alter ein festes Bindegewebe.

Unser viel geplagtes Kollagen muss nicht nur unsere Haut oder die Organe polstern, sondern es nimmt bei Fehlernährung auch Abfallstoffe auf, wie Schlacken und

Säuren. Die werden von unseren rund 70 Billionen Körperzellen ausgeschieden, können aber von der Lymphe nur bedingt abtransportiert und entsorgt werden. Also werden sie zwischengelagert – im Bindegewebe. Die Folge ist eine Übersäuerung des Kollagens: Es verhärtet, verliert an Geschmeidigkeit – und wird ganz einfach alt.
Darüber hinaus muss das Bindegewebe meist auch überflüssiges Wasser als so genannte extrazelluläre Flüssigkeit in seinen Zellzwischenräumen aufnehmen. So wird dieses von der Natur großartig konstruierte Gewebe zur Schwabbelmasse, z. B. im Bauchraum. Aber auch Hängebacken bzw. schlaffes Brustgewebe sind oft die Folge von lästigem Zellwasser, das sich dort angesammelt hat und den Organismus nur belastet. Der Tipp von Experten lautet: Zwei Tage lang kaliumreich und vollkommen salzfrei essen, d. h. viel Gemüse, Hülsenfrüchte, Naturreis und Kartoffeln, mit Gewürzen und Kräutern schmackhaft gemacht. Die besten Kalium-Snacks gegen den kleinen Hunger tagsüber sind Bananen, Datteln und Feigen.

Eiweiß oder Warum Stress Falten verursacht

Vor die Wahl gestellt, ob ein Mensch lieber schön oder gesund sein soll, entscheidet sich die Natur allemal für die Gesundheit. Ein Beispiel: Wenn etwa Eiweiß für lebensnotwendige Organfunktionen fehlt, holt es sich der Stoffwechsel unbarmherzig aus den Muskeln und dem Bindegewebe.
Stress ist bekanntlich ein brutaler Nährstoffräuber, vor allem auch der nächtliche Stress, der uns unterbewusst

selbst im Schlaf noch beunruhigt und beschäftigt. Konflikte, Kummer, Sorgen, Probleme: Minute um Minute, Sekunde um Sekunde werden da dem Gewebe wertvolle Proteine entzogen.

Unsere Organe benötigen aber ständig sehr viel Eiweiß. Allein in einer einzigen gesunden Herzmuskelzelle knüpfen rund 200 000 sogenannte Ribosomen (Eiweißwerkstätten) unablässig Aminosäuren zu Zellproteinen zusammen. Pro Tag kommt es im Körper eines Menschen zu Trillionen solcher Eiweißsynthesen.

Was aber tun, wenn aufgrund von Stress und Fehlernährung im Blut nur ein paar kümmerliche Eiweißbrösel herumschwimmen? Viel zu wenig, um den Organzellstoffwechsel wenigstens einigermaßen aufrechtzuerhalten? Dann werden den Muskeln und vor allem dem körpereigenen Kollagen Aminosäuren entzogen, als gesundheits- oder lebensrettende Maßnahme.

Unser Bindegewebe stellt 25 Prozent der Eiweißreserven im Körper. Die werden schonungslos angezapft, wenn Proteine fehlen. Erstes Opfer ist das in der Dermis, der Unterhaut, eingelagerte Kollagen, das ausgedünnt wird. Dann bilden sich plötzlich Fältchen am gesamten Körper, vorzugsweise aber im Gesicht, am Hals und auf den Handrücken. Werden die Bindegewebspolster nicht wieder aufgefüllt, sondern noch weiter abgebaut, setzen sich unter der Haut Eiweißmüll, Kalziumkristalle und ranziges Cholesterin als harte, längliche Depots fest – die Falten oder Runzeln sind da.

Deshalb ist Stress ein Feind der Schönheit und auch der Liebe. Hübsch gepolstertes, junges Bindegewebe neu aufbauen ist aber kein Problem. Wir müssen zu diesem Zweck nur die fleißigen Kollagen-Heinzelmännchen in unseren Fibroblasten unterstützen, damit sie während der Nachtstunden ihr Verjüngungswerk ausführen können.

Jung und schön mit pflanzlichem Eiweiß

Um unseren Eiweißstatus steht es (statistisch gesehen) nicht besonders gut, erklären Klinikärzte, die ihre Patienten über längere Zeit hinweg untersuchten: »Oft fehlen 30 oder gar 40 Prozent Protein im Körper, meist zeigt sich dieses Defizit an dünnen Muskeln und ausgelaugtem Bindegewebe.«

Nun aber besonders große Schnitzel zu essen oder zwischendurch mal eine leckere Currywurst mit Pommes, ist der falsche Weg. Überhaupt ist es ein weit verbreiteter Irrglaube, dass der Mensch Fleisch braucht, um den Proteinhunger seiner Zellen zu stillen. Elefanten, Antilopen und andere Großtiere rupfen sich Blätter aus den Bäumen und Sträuchern und decken damit nicht nur ihren Bedarf an Kohlenhydraten, sondern auch an Eiweiß.

Pflanzliches Eiweiß ist bis zu 40 Mal schneller verdaulich und bis zu 10 Mal besser verwertbar als tierisches Eiweiß aus Fleisch, Fisch oder Geflügel. Was aber ganz entscheidend ist: Während man beim Verzehr eines Sauerbratens oder eines Putensteaks die für die Bioverwertung nötigen Vitamine oder Mineralstoffe dazu essen muss, ist pflanzliches Eiweiß stets mit stoffwechselaktiven Nährstoffen kombiniert – und zwar mit genau denjenigen, die für seine Verdauung und Verwertung wichtig sind. Dieses

Gesetz hat sich in der Natur über viele Millionen Jahre entwickelt.
Ein oder zwei vegetarische Tage pro Woche sorgen also für die richtige Eiweiß-Power. Die eiweißreichsten pflanzlichen Lebensmittel sind:
- Bohnen,
- Buchweizen,
- Erbsen,
- Hirse,
- Linsen,
- Naturreis,
- Samen, Kerne, Sprossen, Nüsse, Kastanien,
- Tofu- bzw. Sojaprodukte.

Pflanzliche Nahrung wie Blätter, Stängel oder Knospen enthält bereits Fruchtsäuren, die im Magen als Säurelocker dienen und die Produktion von Magensäure aus den so genannten Belegzellen der Magenschleimhaut aktivieren. Eiweiß wird dann im Handumdrehen vorverdaut, danach im Dünndarm endgültig abgebaut. Während der Abbau der in Fleischeiweiß, wie z. B. einem Kotelett oder einer Portion Schweinebraten, enthaltenen Aminosäuren bis zu vier Stunden benötigt, sind es bei pflanzlichem Eiweiß gerade mal 30 bis 40 Minuten.
Pflanzenproteine werden fast immer komplett zu Eiweißbausteinen zersetzt. Tierisches Eiweiß wird hingegen meist nur ungenügend in seine Bestandteile zerlegt, weil es an Magensäure und möglicherweise auch an Proteasen, den eiweißabbauenden Enzymen der Bauchspeicheldrüse fehlt. Die Folge: Unverdautes Eiweiß gelangt in tiefer gelegene Darmabschnitte und beginnt dort zu

faulen. Das kann unangenehm werden: Es kommt zu Darmkollern, Blähungen, Durchfall oder auch Verstopfung. Pflanzliche Kost hingegen beschleunigt die Darmpassage, beseitigt Verdauungsstörungen und hilft außerdem mit, eine üppige Darmschleimhaut und eine kerngesunde Darmmikroflora aufzubauen.

6 Mit Haut und Haaren schön für die Liebe

Immer wieder bestaunen und bewundern wir die zarte Geschmeidigkeit und den seidigen Glanz von Blütenblättern, auf denen Tautropfen in der Sonne glitzern. Kaum aber jemand weiß, dass zwischen den äußeren Hautzellen einer Iris oder Schlüsselblume und denen unserer Haut kaum ein Unterschied besteht. »Wir brauchen lediglich nachzumachen, wie Buchenblätter, Rosen oder Grashalme ihre natürliche Schönheit schützen und pflegen«, sagt die US-Biologin Dr. Kathryn Wilson von der Indiana-Purdue University. »Dann können wir uns so manche nutzlose Ausgabe in Parfümerien oder Schönheitssalons sparen.«
Genau wie in der Pflanzenwelt orientieren sich die Sinneszellen erotischer Begehrlichkeiten beim Menschen weitgehend über eine junge, gesund gebliebene Haut. Der wichtigste Schönheitsstoff der Haut ist Wasser. Wenn Pflanzen Wasser verlieren, trocknen sie aus, welken und altern rasch. Bei uns Menschen ist dies nicht anders. »Dabei gilt, dass sich Wasser oder Feuchtigkeit mithilfe von Salben oder Cremes nicht von außen in die Haut hineinbringen lassen«, erklärt Dr. Wilson. »Vielmehr wird das Wasser über die Blutbahn den Hautzellen zugeführt, dort gespeichert und durch bestimmte Mechanismen auch festgehalten.«

Eine Tomate, ein Farn oder eine Rose nutzen drei solcher Mechanismen, die die Natur in Hunderten Millionen Jahren entwickelt hat:
Sie binden im wässrigen Innern ihrer feinen Zellen Kalium-Ionen, elektrisch geladene Teilchen des Minerals. Diese Ionen saugen wie winzige fleißige Helfer unermüdlich Wasser aus dem Blut und reichern es an.
Außerdem legen sie unendlich kleine Wassertanks an, als Reservoir für den Fall, dass es mal eine Weile nicht regnet und sie dem Erdreich keine oder nur sehr wenig Flüssigkeit entziehen können.
Was für uns Menschen besonders wichtig ist: Pflanzen schützen ihre äußeren Hautzellen mit einer wachsähnlichen Schicht vor Austrocknung.
Pflanzen tun also alles, um den unendlich kostbaren Nährstoff Wasser anzureichern und festzuhalten. Auch unsere Hautzellen bemühen sich oft ganz verzweifelt, ihre Feuchtigkeit zu binden und auf diese Weise jung und geschmeidig zu bleiben. Doch leider: Im Glauben, ihrer Haut Gutes zu tun, begehen viele Menschen tagtäglich »Hautsünden«, die dafür sorgen, dass sich die Zeiger ihrer biologischen Altersuhr immer schneller drehen.

Was die Haut altern lässt

Die Haut ist mit einer Fläche von rund zwei Quadratmetern unser größtes Organ. Die hornartige Epidermis, die oberste Schicht, enthält keine Blutgefäße. Darunter liegt die mit üppigem Bindegewebe gepolsterte sogenannte Dermis. Noch einmal gepolstert wird die Haut durch eine Unterschicht aus Bindegewebe und Fett. Die Haut macht etwa 15 Prozent unseres Körpergewichts aus. Wenn sie jedoch lieblos behandelt wird und austrocknet, beträgt ihr Gesamtanteil am Körpergewicht weitaus weniger, bei vielen Menschen nur noch sieben bis acht Prozent. Dann ist es praktisch unmöglich, hübsch und attraktiv auszusehen.

Ein etwa daumennagelgroßes Stück Gesichtshaut wird von rund einem Meter Blutgefäßen mit Nährstoffen versorgt und enthält etwa 100 Schweißdrüsen, zwei Meter Lymphgefäße, fünf Meter Nervenfasern, 25 Nervenenden für den Tast- und Schmerzsinn und viele tausend Pigmentzellen für eine schöne natürliche Hautfärbung. Die Haut ist also insgesamt ein sehr lebendiges Organ. Und sie ist sehr auf unsere Fürsorge angewiesen.

Unsere Haut mag keine aggressiven Seifen, und sie will auch nicht mit ätzenden Hautreinigungsmitteln wieder und wieder abgeschrubbt und überhaupt nicht allzu häufig gewaschen werden. Sie bildet nämlich auf ihrer Oberfläche einen natürlichen leicht sauer-salzigen Schutzfilm aus Schweiß, ranzigem Cholesterin, abgeschilferten eiweißreichen Hautschuppen, Talg und »guten« Bakterien. Dieser Film ist ein wichtiger Immunschutz für die Haut. Deshalb sollte man stets nur neutrale, milde Seifen und Hautreiniger verwenden.

Wird dieser Immunschutz immer wieder abgerubbelt, ist die Haut schutzlos äußeren Einflüssen wie Viren, Bakterien, Parasiten, Pilzen oder speziell auch freien Radikalen ausgeliefert, die durch die Einwirkung von Sonnenstrahlen entstehen. Die Haut trocknet dann aus, wird rissig,

Krankheitserreger können in die feinen Hautwunden eindringen und Entzündungen, Ekzeme und andere Hauterscheinungen verursachen.
Unsere Haut verfügt außerdem über ein unendlich feines Porenwerk, über das der Sauerstoff- und Schweißaustausch erfolgt, der für die Wärmeregulierung des Körpers wichtig ist. Deshalb darf man nicht den Fehler machen, die Haut mit Schminke, Rouge, Salben, Cremes, Puder und anderen vermeintlichen Schönheitsmitteln zuzukleistern.

Schwefel – Jungbrunnen für Haut und Haar

Es wäre wohl ein wenig verwegen zu behaupten, dass ein Mangel an diesem Mineral Partnerschaften verhindert oder vorzeitig auseinanderbringt – aber in Wahrheit verhält es sich in etlichen Fällen sicherlich so. Schwefel ist der Verjüngungsstoff schlechthin, für die Haut und für das Haar noch mehr als für das Bindegewebe. Überall in der Natur, wo Tiere die seidig-glänzende, üppige Pracht ihres Fells oder ihrer Federn entfalten, ist dieser Mineralstoff beteiligt.
Um jung und verführerisch auszusehen, benötigen wir nicht viel Schwefel, das Mineral steuert nur rund ein Viertelprozent unseres Körpergewichts bei. Menschen mit schwachem Bindegewebe, faltenreicher, trockener Haut oder mit Haarausfall und Spliss fehlt aber oft ein Viertel oder gar ein Drittel der notwendigen Schwefelmenge im Körper. Dies führt zu dem Dilemma, dass das Mineral bevorzugt für gesunderhaltende Funktionen im Körper verbraucht wird:

- in den Augen, die Schwefel brauchen, um Wasser zu binden,
- in der Innenschicht der Gelenkkapseln, die sich im Wesentlichen aus Schwefel aufbauen,
- im Fettstoffwechsel unserer Nerven- und Gehirnzellen,
- bei der Entgiftung von Leberzellen und vielen anderen Aufgaben.

Da bleibt freilich für die Schönheit wenig übrig. Im Gegenteil: Bei anhaltendem Schwefelmangel schneidet man beim Flirten bzw. bei der Partnersuche noch schlechter ab. Zusätzlich zu fahler Haut und Haaren kommen auch noch Niedergeschlagenheit, Durchblutungsstörungen und Konzentrationsmangel hinzu. Schwefel ist ein ganz wichtiger Biostoff beim Bremsen der biologischen Altersuhr. Lesen Sie dazu bitte auch Kapitel »Freie Radikale oder Unsere innere Altersuhr« (s. S. 137) über das Jungbleiben.

Pralle Haut wie eine Tomate

Man kann sich oft nicht satt sehen an diesen leuchtend roten prallen Strauchfrüchten. Der Regen perlt daran ab, aber ihren eigenen Saft halten sie unerbittlich fest. Ganz genauso muss auch unsere Haut funktionieren. Sie lässt kein Wasser (und damit möglicherweise Schadstoffe oder Mikroorganismen) eindringen, gibt aber von ihrer polsternden Zellflüssigkeit nichts preis. Ihr Geheimnis lautet: Schwefel. Dies muss auch so sein, denn sonst würden Wind und Sonne die Frucht austrocknen, und ihre Samen würden absterben.

Die Tomate braucht natürlich viel Wasser für ihr herrliches Fruchtfleisch. Sie richtet es aber so ein, dass ihre Blätter das Regenwasser dem Wurzelbereich zuleiten und es über feine Verästelungen mitsamt Mineralstoffen aufnehmen und in sich aufsaugen. Wir müssen es der Tomate nur nachmachen, wenn unsere Haut glatt, fest und geschmeidig sein soll. Kein Wunder übrigens, dass ausgerechnet Tomaten der beste Schönheits-Snack für die Hautzellen sind.

Die äußere Hornschicht der Haut ist eine weitgehend undurchdringliche Barriere für Fremdkörper und Parasiten – mit ein Grund übrigens, warum Feuchtigkeitscremes nicht wirklich in die Hauttiefe eindringen, sondern bestenfalls die Epidermis selbst geschmeidiger machen. Hier fügen sich tote Hornzellen (sogenannte Keratinozyten) zu einer verdickten Ummantelung. Das darin enthaltene Keratin, der Hornstoff (aus dem übrigens auch unsere Haare bestehen) wird durch unvergleichlich feste und flexible Disulfid-(Schwefel-)Brücken gekräftigt, die sie auch enorm widerstandsfähig z. B. gegen Kratzer oder sonstige Verletzungen machen.

So bleibt diese weitgehend tote äußere Hautschicht doch dehnbar und geschmeidig, und sie kann – was für Schönheit und Attraktivität außerordentlich wichtig ist – bis zum Dreifachen ihres Gewichts an Wasser aufnehmen. Viele Zeitgenossen spielen aber ihrer Haut übel mit, weil sie nicht begreifen, welches Wunderwerk der Verjüngung sich in ihr ständig abspielt. Stress, Fehlernährung, zu wenig Schlaf – da trocknet die Haut aus.

Dermatologen sind oft bestürzt über den Zustand der Haut ihrer Patienten. Manche kommen zu ihnen in die Praxis mit gerade mal zehn Prozent der notwendigen Flüssigkeitsmenge in ihrer Epidermis. Deren Haut ist – ihrem biologischen Zustand entsprechend – oft zehn oder noch mehr Jahre älter als der übrige Organismus.
So ganz allein kann Schwefel natürlich nicht jugendlichen Liebreiz in die Haut hineintragen. Dazu sind vor allem auch essenzielle, also ungesättigte Fettsäuren notwendig. Es wundert nicht, dass sich diese insbesondere in den Schalen und den äußeren Wachsschichten der Blätter, Stängel und anderer Pflanzenteile konzentrieren, aber auch in Keimen, Kernen, Samen, Knospen oder Wildfrüchten wie Kastanien oder Nüssen.
Pflanzen fressende Tiere in freier Wildbahn holen sich diese Biostoffe täglich durch ihre ganz natürliche Ernährung. Deshalb sollte man die Schalen von Äpfeln, Tomaten, Biokartoffeln und anderen Früchten mitessen und nicht entfernen und in den Hausmüll geben. Schalen und Fruchtfleisch ergänzen sich in ihrer optimalen Konzentration an verjüngenden Substanzen.
Das Rezept für eine schöne Haut: Oliven, Avocado und andere lipidreiche pflanzliche Lebensmittel. Fisch ist mit seinen mehrfach ungesättigten Fettsäuren viel gesünder als Fleisch. Außerdem viel wasserreiches Obst und Gemüse auf den Tisch, dazu weniger Stress, mehr Bewegung und auch mehr Ruhephasen und Schlaf. Die Haut kann sich dann in relativ kurzer Zeit regenerieren und verjüngen.

Gesunde und attraktive Sonnenbräune

Wie erstaunlich wenig viele Menschen über ihren Stoffwechsel wissen, liefert uns das Beispiel Sonnenbräune. Eine landläufige Meinung lautet etwa so: »Sonnenstrahlen treffen auf der Haut auf und rösten sie bzw. prägen ihr eine Art kupferfarbene Patina auf.« Doch genau das Gegenteil ist der Fall. Sonnenbräune ist das vielleicht typischste Beispiel dafür, dass äußere Attraktivität stets aus dem Inneren, aus dem eigenen Stoffwechsel erfolgt. Verblüffenderweise hat nämlich eine hübsche, nougatfarbene Hautbräune ihren Ursprung in unserer Hypophyse, der Hirnanhangsdrüse.

Unsere Hautzellen freuen sich über Sonnenstrahlen. Wenn die nämlich nach ihrer abenteuerlichen Acht-Minuten-Reise durchs Weltall, über eine Distanz von 150 Millionen Kilometer, auf unsere cholesterinhaltigen Hautzellen auftreffen, stimulieren sie darin die Produktion des Hormonvitamins D. Es dauert trotzdem noch fast einen ganzen Tag, ehe so ein winziges Vitamin-D-Molekül reif und erwachsen geworden ist. Dann aber schlüpfen diese Vitamine in die Blutbahn und zu den Zellen im Inneren unseres Körpers. Weil sie fetthaltig sind, brauchen sie an den Rezeptortürchen der Zellen auch gar nicht erst lange anzuklopfen und um Einlass zu bitten, sondern sie huschen gleich so durch die Zellmembran ins Innere – und dann auch noch durch die innere Schutzhülle in den Zellkern.

Hier lösen sie als sogenannter Transkriptionsfaktor genetische Vitalimpulse in die Zellen und somit in den ganzen

Organismus hinein aus. Diese ganz spezielle Eigenschaft, ohne Visum und Reisepass überall in unser Gewebe eindringen zu können, teilen sie sich mit dem Vitamin A und den Schilddrüsenhormonen. Diese »drei Musketiere« werden von modernen Zellforschern als »Super-Familie« bezeichnet. Sie repräsentieren die lebenspendende Herrschaft der Sonne über alle ihre Untertanen.

Sonnenbaden, aber richtig

Unsere kirschkerngroße Hirnanhangsdrüse im Zwischenhirn synthetisiert vom allerersten hellen Tageslicht an ein Protein mit der Bezeichnung MSH (Melanozyten stimulierendes Hormon). Diese kleinen Partikel schwärmen übers Blut aus und aktivieren in der Haut, in den sogenannten Melanozyten, das schützende Farbpigment Melanin. Dieser Farbstoff hat einen hohen Kupferanteil, deshalb sieht unsere Haut bei sanfter und optimaler Bräunung auch so hübsch kupferfarben aus. Jede einzelne Melanin enthaltende Zelle versorgt etwa zehn weitere Hautzellen mit dem verjüngenden Farbstoff. Ohne MSH ist also keine attraktive nougatfarbene Hauttönung zu bekommen.

Was kaum jemand weiß: In den Mittagsstunden, also gerade dann, wenn die Sonne am höchsten steht und ihre Photonen am sengendsten aussendet, produziert die Hirnanhangsdrüse am wenigsten MSH, dementsprechend hat unsere Haut in diesem Zeitraum auch den geringsten Sonnenschutz. Der Grund dafür leuchtet ein: Alle Lebewesen in freier Natur meiden seit Hunderten Millionen Jahren die Mittagshitze und verkriechen sich stattdessen lieber in den schützenden Schatten von Unterholz, Wald oder Hecken. Deshalb wäre es sinnlos, in diesem Zeitraum zu verschwenderisch MSH herzustellen und an die Hautzellen zu versenden. Diese »Sparmaßnahme« ist genetisch bedingt und eines der faszinierendsten Beispiele für das unvergleichliche ökonomische Walten der Natur.

Wer sich in den Mittagsstunden schonungslos den Sonnenstrahlen hingibt, baut seine gesamten Melanin-Reserven oft innerhalb einer Stunde wie einen braunen Hornpanzer in die oberste Hautschicht ein. Unsere Hautzellen sind darüber gar nicht glücklich. Sie produzieren nun in höchster Not massenweise Enzyme, die diese dicken Melanin-Pakete so rasch wie möglich wieder abbauen. Dies ist der Grund, weshalb eine solche rasch gewonnene Bräune meist schon am Abend wieder verblasst. Was bleibt, ist eine fahle, welke, schlecht durchblutete und wenig ansehnliche Haut.

Experten-Tipp: Am schönsten und nachhaltigsten bräunt die Sonne am Vormittag und am Nachmittag sowie in den frühen Abendstunden. Dann synthetisiert die Hirnanhangsdrüse am meisten MSH, die erwünschte Nougatfärbung wird allmählich und schonend aus der so genannten Basalschicht der Haut nach außen in die Epidermis, die Hornhaut, transportiert und dort eingefügt. Mittags aber sollte man die Sonne meiden, da schadet sie nur, indem sie eine Explosion freier Radikaler in den Hautzellen verursacht und sie welk und alt aussehen lässt.

Ganz natürlich – Volles glänzendes Haar

Noch zu Beginn dieses Jahrhunderts galt sogar unter Dermatologen die landläufige Meinung: »Haarausfall kann nicht rückgängig gemacht werden. Was weg ist, ist weg.« Doch seitdem Zell- und Genforscher mit modernen Hightech-Analysegeräten praktisch wie mit der Lupe in haarbildende Zellen hineingucken können, weiß man: Neues Haarwachstum kann aktiviert werden, und zwar eigentlich mit ganz simplen Mitteln.

Voraussetzung ist freilich ein völlig neues Verständnis über unser Haar. In Parfümerien, Drogerien, Apotheken oder Supermärkten nehmen Haarpflege- und -schutzmittel viel Regalplatz ein. »Dieses Shampoo schützt und pflegt Ihr Haar«, heißt es da etwa, oder: »Dieser Festiger, dieser Spray schützt Ihre Haare.« Unser Haar will aber gar nicht geschützt werden. Im Gegenteil: Es hat von der Natur den genetischen Auftrag erhalten, uns zu schützen, nämlich vor Nässe oder Kälte. Nicht anders als das Fell oder Federkleid die Tiere in freier Natur schützt.

Wenn Ihr Haar also glanz- und kraftlos ist oder schütter zu werden beginnt, können Sie ihm ganz einfach zu neuem Leben verhelfen: Gehen Sie öfter mal ohne Kopfbedeckung raus ins Freie, am besten wenn es regnet oder schneit. Ordentlich draufloswandern, dann mit klatschnassem Haar heim unter die Dusche, die Haare trockenrubbeln – dann haben sie eine festere Konsistenz, fühlen sich kräftiger an. Wissenschaftler haben festgestellt, dass in einem solchen Fall bestimmte Gene in den Zellkernen

Muster absondern, nach denen in den haarbildenden Zellen das Wachstum angeregt und beschleunigt wird. In den Haarfollikeln reichert sich mehr Schwefel an, der dem Haar Glanz verleiht, sowie Farbpigmente, die das Grauwerden stoppen, dem Haar im günstigsten Fall sogar wieder neue Farbe verleihen. Obwohl die Haarschäfte aus Keratin, einem toten Hornstoff bestehen, bildet sich auch Spliss zurück, Schuppenbildung und Haarausfall werden ebenfalls gestoppt, insgesamt wird das Haar wieder verjüngt.

»Haarsünden«, die Sie meiden sollten

- Waschen Sie Ihre Haare nicht zu häufig, möglichst nicht öfter als höchstens zwei Mal pro Woche.
- Der Fön ist der größte Feind eines gesunden Haarbodens. Der Heißluftstrahl aus der Steckdose brennt regelrecht den schützenden Säure- und Lipidfilm des Haarbodens weg, trocknet ihn aus.
- Salziges Meerwasser mag das Haar auch nicht besonders, waschen Sie es nach dem Baden auf jeden Fall heraus. Noch schädlicher ist jedoch das oft stark gechlorte Wasser in öffentlichen Schwimmbädern.
- Verwenden Sie keine scharfkantigen Kämme oder zu harte Bürsten. Damit kratzen Sie die Kopfhaut auf, Entzündungen können die Folge sein.
- Genauso wenig mag unser Haar eng anliegende Mützen oder Kappen, Metallspangen oder zu fest gebundene Haarknoten.
- Kaufen Sie Ihr Shampoo bevorzugt in der Apotheke. Es darf nicht aggressiv sein und sollte einen hohen pH-

Wert besitzen, also möglichst frei von ätzenden, säurehaltigen Inhaltsstoffen sein.

Verwöhnen Sie Ihr Haar von innen und außen

- Ebenso wie die Haut braucht auch unser Haar ungesättigte Fettsäuren, wie sie z. B. in Avocado, Oliven, Pflanzenölen oder Hülsenfrüchten enthalten sind. Nüsse, Kerne, Keime und Samen sind daher ideale Snacks für zwischendurch.
- Das B-Vitamin Biotin ist ein wichtiger Schönheitsstoff für das Haar. Bei gesunder Ernährung bilden es fleißige Bakterien in unserer Darmflora, es ist aber auch reichlich in Eigelb, Tofuprodukten und Bierhefe enthalten. Letztere ist überhaupt ein ideales Nahrungsergänzungsmittel für die Schönheit (Empfehlung von Experten: zwei bis drei Mal pro Woche ein Teelöffel Bierhefe, verrührt z. B. in Milch oder Biojoghurt).
- Gegen Spliss hilft ein feines Haaröl, das den Haarschaft umschließt und schützt.
- Für die Farbkraft des Haars ist Eiweiß wichtig, die Farbpigmentmoleküle entstehen mithilfe der Aminosäure Tyrosin, die unser wichtigster psychoaktiver Eiweißbaustein ist (wie man Glück und gute Laune essen kann, erfahren Sie im Kapitel »Gute Laune kann man essen«, s. S. 113). Zusammen mit Tyrosin basteln die Spurenelemente Zink und Kupfer als Enzymspender unablässig an der Haarfarbe. Kupfer haben wir genügend in unserem Gewebe, anders als Zink, das vor allem bei mentalem Stress verbraucht wird und deshalb vielen Menschen fehlt – mit ein Grund übrigens, warum

Probleme und Sorgen das Haar rascher ergrauen lassen.

- Moderne Dermatologen empfehlen eine Zinkkur über einen Zeitraum von 30 Tagen, um Gewebedefizite auszugleichen. Am besten in der Apotheke nach einem geeigneten Präparat fragen. Nach Abschluss einer solchen Kur reicht dann meist eine gesunde Basiskost aus, um die Zinkkonzentration auf einem physiologisch gesunden Niveau zu halten.

Auch die Nägel brauchen Pflege von innen

An weißen Linien, Punkten oder Streifen kann man wunderschön ablesen, dass den Finger- oder Fußnägeln Zink als Enzymspender fehlt – und dass dann womöglich im ganzen Körper ein Zinkdefizit herrscht, also z. B. auch im Bindegewebe oder in hormonproduzierenden Drüsen. Auch wenn Nägel nicht recht wachsen wollen, trocken und brüchig sind, fehlt es (neben Schwefel) meist an Zink. Eine hübsch geformte, leicht gewölbte Nagelplatte schiebt sich aus der Nagelmatrix heraus, deren Zellen normalerweise enorm teilungsfreudig sind. Gesunde Fingernägel wachsen pro Tag etwa einen zehntel Millimeter, bei Fehlernährung oft um das Fünffache langsamer. Nägel formen sich, ähnlich wie die Haare, aus hartem Keratin, einem Hornstoff, der zu etwa 98 Prozent aus Eiweiß besteht. Schwefel (z. B. in Zwiebeln, Knoblauch) ist wichtig, um sie flexibel zu machen.

Unregelmäßigkeiten der Nageloberfläche, wie z. B. Rillen, Verkrümmungen oder Erhebungen können auf Eiweiß-

mangel im Körper hindeuten. Dagegen hilft ein Säurelocker vor der Hauptmahlzeit, wie etwa ein Esslöffel Zitronensaft oder Apfelessig. Meist genügt es schon, vor dem Hauptgericht einen kleinen, mit Essig, Zitronensaft und Öl angemachten Salat zu essen.
Wenn Nägel leicht splittern, fehlt es oft an Vitamin A bzw. an Karotinen, aus denen die Leber Vitamin A synthetisiert. Alle stark farbhaltigen naturbelassenen Lebensmittel enthalten diesen Vitaminrohstoff in hoher Konzentration. Wahre »Karotin-Bomben« sind Rote Bete, Tomaten, Brombeeren, Paprika sowie dunkelgrünes Blattgemüse.

7 Gesunde Zähne sind anziehend

Charme und Appeal haben auch viel mit einem erfrischenden, gewinnenden Lachen zu tun. Man hat gesunde Zähne – und zeigt sie gerne her. Da die Natur alles tut, damit wir einen Partner fürs Leben finden und eine Familie gründen können, sorgt sie dafür, dass der sogenannte Alveolarfortsatz im Kieferknochen, in dem unser Gebiss steckt, den höchsten Kalziumumsatz im ganzen Körper hat. Dies kann freilich nur funktionieren, wenn den Osteoblasten, den knochenbildenden Zellen, auch ausreichend von diesem ihrem Lieblingsfutter zur Verfügung steht. Doch daran hapert es leider oft.

Es gibt etliche Gründe, die Zähne und Zahnfleisch alt und krank machen und ausfallen lassen. Und wiederum andere gute Gründe, die Zähne zu unserem viel beneideten Attribut machen. Denken Sie dabei auch immer daran: Die Verdauung und damit auch die Nährstoffversorgung aller unserer hungrigen Körperzellen beginnt im Mund. Der Verkleinerungsapparat unseres Gebisses erfüllt also eine sehr wichtige Aufgabe.

Zähne sind keine tote Masse

Unsere Zähne schauen zwar ganz glatt und wie poliert aus, aber ihre emailähnliche Oberschicht ist von unendlich feinen Kanälchen durchzogen, in denen gerade noch Atome oder Ionen (geladene Atomteilchen) schwimmen können. Diese schlüpfen noch durch die winzigsten Poren und erreichen auf diese Weise auch die äußerste Schutzschicht jedes einzelnen Zahns.
Zähne bestehen vornehmlich aus Kalzium und Phosphor, die gemeinsam härter sind als Beton. Die äußere Schicht, der Zahnschmelz, ist sogar die härteste Substanz im ganzen Körper, vielleicht sogar überhaupt in der lebenden, organischen Natur. Darunter liegt das Dentin, das bereits über einen reichen Stoffwechsel verfügt. Unser Gebiss wird also aus dem Körper heraus mit denselben Nährstoffen versorgt, die auch unsere Organe oder Gefäße gesund erhalten.

Richtige Ernährung für ein gesundes Gebiss

Unsere Zähne und auch der Gebissknochen, in dem sie verankert sind, brauchen also viel Kalzium. Pommes frites, süße Torten, Brühwürstchen oder Salami-Pizza enthalten aber nur dürftige Brösel an diesem Mineral. Wer sich mit Fast- oder Junk-Food ernährt, entzieht dem Gebissapparat eher noch seine wertvollsten Biostoffe, anstatt dass er sie damit füttert.
Neugeborene Babys brauchen viel Kalzium für den Knochenbau, deshalb sind Milch und alle Milchprodukte

reich an diesem Mineral. Weil aber alle vegetarisch lebenden Tiere, speziell Großtiere wie Rinder, Nilpferde oder Elefanten, mit Milch oder Käse nicht allzu viel am Hut haben, reichert die Natur auch in Pflanzen viel Kalzium an. Sonst hätte vor vielen Millionen Jahren ein zehn Meter langer und acht Tonnen schwerer Dinosaurier seinen gewaltigen Knochenbau gar nicht ständig regenerieren können.
Sehr kalziumreich sind alle festen Gemüsearten wie Kohlrabi, Sellerie, Kohl, Fenchel usw. sowie auch Blattgemüse wie Brokkoli oder Spinat. Das in diesen Lebensmitteln enthaltene Kalzium wird übrigens rascher abgebaut und vom Stoffwechsel verwertet. Der Grund: Ähnlich wie Eiweiß und Eisen muss auch Kalzium mithilfe von Säuren (z. B. Magensäure) erst ionisiert, also aufgeladen werden, damit es vom Organismus verwertet werden kann. Gemüse enthält diese hilfreichen Fruchtsäuren bereits, die in Milch und Milchprodukten fehlen. Deshalb konnten die Dinosaurier auf Milch ganz gut verzichten.
Unsere Zähne werden durch Immunsubstanzen im Speichel geschützt, der unablässig Bakterien, Pilze, Parasiten und andere böswillige Mikroorganismen ausspült. Ein gesunder Mensch produziert pro Tag etwa einen bis zwei Liter Speichel, angeregt durch Fruchtsäuren in gesunder Kost wie Obst und Gemüse. Wer sich über lange Zeiträume hinweg ungesund ernährt, mit Süßem, zuckerhaltigen Getränken, Hamburgern oder Currywurst mit Pommes frites, dessen Speicheldrüsen in der Mundhöhle produzieren immer weniger Speichel. Als Folge davon

wird die Immunabwehr immer mehr gedrosselt. Darüber freuen sich vor allem die Kariesbakterien, die sich in riesigen Kolonien vermehren können. Sie nisten mit Vorliebe in den Zahnzwischenräumen, ihre Lieblingsspeise ist Süßes, das sie gierig verzehren. Dabei scheiden sie als Abfallprodukte Säuren aus, die die Zahnsubstanz angreifen.

Verhängnisvoll ist, dass eine Bakteriengeneration nicht etwa alle 20 Jahre nachwächst, wie bei uns Menschen, sondern praktisch über Nacht oder innerhalb weniger Stunden. Bakterien sind zudem viel intelligenter, als wir glauben. Sie scheiden auch sogenannte Fruktane aus, einen Depotzucker, den sie wie Eichhörnchen überall im Mundbereich verstecken und bei Bedarf wieder hervorholen. Die Mundhöhle von Menschen, die gern süß essen und trinken, ist ein Paradies für jede einzelne Bakterie.

Zahnfleischbluten ist oft Warnsymptom für Vitamin-C-Mangel. Dieser Biostoff dichtet die feinen Kapillaren im Zahnfleisch ab, die durch das Kauen enormen Belastungen ausgesetzt sind. Erstes Warnzeichen ist eine Rötung der sogenannten Papillarkörper, der feinen Hauterhebungen zwischen den Zähnen, die möglicherweise eine Gingivitis ankündigen, eine Zahnfleischentzündung. Daraus kann sich leicht eine entzündliche Zahnbetterkrankung entwickeln. Dann zerfällt der Zahnhalteapparat, Zähne treten immer weiter hervor, werden locker und fallen möglicherweise aus.

Essen Sie deshalb stets viel frisches Obst und Gemüse. Und denken Sie daran: Das Gebiss will belastet werden.

Nicht jede Brotkruste oder -rinde abschneiden und am Tellerrand liegen lassen. Kräftiges Zubeißen und Kauen aktiviert den Stoffwechsel von Kiefer, Zahnfleisch und Zähnen – so bleiben unsere Zähne lange jung und gesund.

8 Fitness für die Partnerschaft

Es gab mal eine Zeit, vor Jahrhunderten oder Jahrtausenden, da haben sich Partnerschaften wie von alleine gefügt und es entstanden sehr rasch Familien daraus. Singles waren die Ausnahme, sie lebten nicht selten abseits der Gesellschaft als Einsiedler und waren gar nicht so gerne gesehen. Inzwischen haben sich die Zeiten geändert. Nach einer aktuellen Erhebung vom Oktober 2006 werden alleine in München 55,6 Prozent der Haushalte von Alleinlebenden geführt.

Interessanterweise steigt der Trend zum Single-Dasein weiter an, obwohl die Menschen alles tun, um einen Partner fürs Leben zu finden:

Weil inzwischen schon bald jeder fünfte Zeitgenosse übergewichtig und jeder zehnte fettleibig ist, unterwerfen sich die Menschen Verdruss produzierenden Schlankheitskuren. Weil ihnen dann ihr Spiegelbild besser gefällt und sie in Bikini und Badehose besser abschneiden. Vor allem aber auch, um auf der Partnersuche mehr Chancen zu haben.

Der Milliardenmarkt der Kosmetikindustrie boomt, die Branche hat inzwischen auch den Markt »attraktiver männlicher Single« entdeckt: Hersteller von Schönheitsmitteln geben pro Jahr inzwischen 150 Millionen Euro für

die Werbung aus, um Männer im sogenannten Wirtschaftsbereich Körperpflege zu ködern. Schwerpunkte: Duftwässer, Haarpflegeprodukte.
Single-Treffs boomen ebenfalls, ganz egal ob in Kneipen, Discos oder Clubhotels oder in Form von Reisen für Alleinstehende. Darüber hinaus liegen Heirats- und Bekanntschaftsanzeigen im Trend, ebenso wie Kontakt-Blogs, -Chats, -Foren oder andere Anbahnungsseiten im Internet.
Erstaunlich und verblüffend zugleich bleibt nur eines: Je mehr Mühe sich die Menschen geben, einen Partner zu finden, je mehr an Hoffnungen und Sehnsüchte sie in jedes neue Date stecken – desto mehr Enttäuschungen werden erlebt. Und die Anzahl der Singles nimmt weiter zu …
Besonders stark im Trend ist der Handelsplatz der Gyms und Fitnessstudios, der anabolen Eiweißpulver, Bodybuilder-Geräte für daheim und andere Muskelbildner. Sinn und Zweck der Mühen: potenzielle Partner durch Bizepswülste plus Tätowierungen zu beeindrucken. Es ist der Markt der Eitlen und Egozentriker. Was auf der Strecke bleibt, ist die natürliche sinnliche Erotik, eine körperliche charismatische Ausstrahlung, die weniger mit Muskeln und Orgasmen als mit der Ausprägung der individuellen Persönlichkeit zu tun hat.

Nicht Muskeln zählen, sondern eine gute Körperhaltung

Eleganz und erotische Ausstrahlung entspringen einer aufrechten Körperhaltung – dies gilt für Männer ebenso wie für Frauen. Models und Laufsteg-Neulinge lernen dies anhand weniger Tricks beim Gehen, Sitzen, Stehen, überhaupt bei jeder Bewegung. Interessant dabei: Ein solcher Körperausdruck entspricht auch völlig unserer genetischen Veranlagung. Wir haben uns nur allzu weit davon entfernt, können aber u. a. von Frauen und auch Männern der Dritten Welt (z. B. den Massai) wieder viel lernen, um zu unserer ursprünglichen guten Haltung zurückzufinden.

Frauen im kenianischen Hochland tragen meilenweit bis zu 20 Kilogramm schwere Körbe oder Kanister auf dem Kopf, ohne auch nur eine einzige Extrakalorie an Energie dabei zu vergeuden. Und das Erstaunlichste daran: Sie tun dies mit einer vollendeten Eleganz und Grazie.

Nachdem sich allgemein die Erkenntnis durchsetzt, dass Diäten und Schlankheitskuren nicht mehr gebraucht werden (weil man ja lediglich naturbelassene, wasserreiche Lebensmittel zu essen braucht, um schnell zu seiner Idealfigur zurückzufinden), lautet der neue Boomtrend: Posture, zu Deutsch: perfekte Körperhaltung.

Inzwischen formiert sich in den USA bereits die neue Elite der Posture-Trainer – mit enormem Zulauf. Einer von ihnen ist Joe Masiello. Er erklärt: »Jeder Mensch kann die für ihn ideale, individuelle Superhaltung in kurzer Zeit aufbauen und dabei enorm an Ausstrahlung gewinnen. Die einzige Bedingung ist meist: Erst mal runter mit allen unnötigen Schwabbelpfunden.« Joe trainiert Kaliforniens viel beneidetes »Haltungswunder«, die Starsängerin Beyoncé Knowles, die inzwischen fast so etwas wie ein Synonym für erotische Körpersprache geworden ist.

Stehen und gehen wie Beyoncé Knowles

»Es ist ganz einfach, mit leichten Übungen deutlich an Anziehungskraft und erotischem Reiz dazuzugewinnen«, meint der Haltungstrainer Joe Masiello. Hier seine Tipps zum Nachmachen für jedermann:

- Legen Sie sich flach mit ausgestreckten Beinen auf den Rücken und schieben Sie einen Ball unter Ihren Kopf. Jetzt pressen Sie die Pobacken zusammen und heben den Körper vom Boden ab, bis er eine horizontale Fläche bildet. Verharren Sie in dieser Stellung so lange wie möglich. Diese Übung führt noch schneller zu einer viel besseren Körperhaltung, wenn man die Hüften mit einem Gewicht belastet, z. B. mit einem Brett oder auch nur mit einigen sehr schweren Büchern.
- Als Nächstes folgen ganz einfache Kraftübungen mit kleinen Handhanteln: Stellen Sie sich mit gespreizten Beinen hin, gehen dann mit einem Bein einen Schritt nach vorne, senken das Knie dieses Beines ab und gehen danach wieder in die ursprüngliche Standposition zurück. Achtung: Das gebeugte Knie darf nicht über die Zehen hinausragen.
- Nun folgt noch Joes »Rauf-mit-dem-Po-Workout«, der es in sich hat: Stehen Sie auf einem Bein, das andere Bein halten Sie hinter sich gebeugt. Gehen Sie mit dem Standbein langsam in die Knie, so als würden Sie sich vorsichtig auf einen Stuhl setzen. Kehren Sie möglichst langsam wieder in die aufrechte Position zurück. Die Übung geht in die Muskeln, ist aber sehr effizient.

Alles hört auf Kathy Smith

Die blonde Amerikanerin wurde durchs Fernsehen berühmt – inzwischen verdanken ihr viele Männer und Frauen eine viel bessere Haltung. Ihre Maxime lautet:

»Fast jeder Mensch kann an Körpergröße zunehmen, wesentlich aufrechter sitzen und stehen. Außerdem vermittelt eine schlechte Körperhaltung den Eindruck, dass man übergewichtiger bzw. unförmiger ist, als es in Wirklichkeit der Fall ist.«

Kathy weiß: »Muskeln zählen nicht viel, wenn es um erotische Anziehungskraft geht. Haltung ist die Visitenkarte jedes Menschen. Darauf gucken andere als Allererstes. Eine perfekte Haltung macht mehr Eindruck als der Gesichtsausdruck oder sprachliche Ausdrucksfähigkeit. Was ebenfalls wichtig ist: Wenn der Körper gestrafft und trotzdem entspannt ist, kann die Lunge viel mehr belebenden Sauerstoff aufnehmen. Man kann besser durchatmen und fühlt sich besser durchblutet, eben frischer und vitaler. Die Kleider passen besser und man kommt weniger müde durch den Alltag.«

Dabei hat eine perfekte Haltung nach Kathys Meinung nichts mit militärischem Strammstehen zu tun. »Je weniger anstrengend man eine gute Körper-Performance empfindet, desto idealer«, sagt sie. Das Rückgrat sollte eine sanfte Kurve vom Nacken bis hinunter in den unteren Rücken, dann wieder nach außen in die letzten Lendenwirbel und ins Steißbein bilden. Auf diese Weise kann sich die Wirbelsäule ähnlich einer Sprungfeder biegen.

»Bei normaler Haltung sollte diese natürliche Wirbelkurve optimal verlaufen«, sagt Kathy, »Ohren, Hüften, Knie und Knöchel sollten in ihrer Verbindung eine gerade Linie bilden. Dies kann man vor einem großen Spiegel überprüfen. Die Schultern müssen völlig entspannt sein, die Knie ganz leicht gebeugt.«

Dieselben Regeln gelten beim Sitzen: Ohren, Schultern und Hüften sollten in einer Linie verlaufen. Dies lässt sich durch eine kleine Hilfe einüben: Zwängen Sie einfach ein zusammengerolltes Handtuch zwischen Rückgrat und Stuhllehne, um die Lendenwirbel zu stützen. Ansonsten gilt: Eine gute Haltung erfordert ein natürlich koordiniertes Zusammenwirken zwischen Muskeln und Rückgrat.

»Eines der Geheimnisse einer tollen Körperhaltung ist Flexibilität«, sagt Kathy Smith. »Wer über Jahre hinweg Schultern und Oberkörper nach vorne hat hängen lassen, entwickelt verkürzte Muskeln und Bänder im Oberkörper. Dadurch wird eine gute Haltung erschwert – und letztlich auch zur ständigen Anstrengung. So, als wenn in den Schultern der Zwang steckt, sich immer wieder nach vorne zu bewegen.«

Doch eine solche Fehlhaltung und -entwicklung lässt sich leicht korrigieren. Die US-Trainerin empfiehlt die beiden folgenden einfachen Workouts:

1. Stellen oder setzen Sie sich aufrecht hin, entspannen Sie den Nacken. Dann beugen Sie den Kopf sanft vorwärts, bis Sie einen Zug im Nacken spüren. Jetzt versuchen Sie ohne großen Zwang, mit dem Kinn die Brust zu erreichen. Verharren Sie in dieser Stellung etwa 20 Sekunden lang, bevor Sie Ihren Kopf wieder langsam in die Ausgangsposition zurückbringen.
2. Stellen Sie sich aufrecht hin, legen Sie Ihre Hände im Rücken an die Hüften an; die Finger zeigen leicht nach unten. Jetzt drücken Sie die Ellbogen möglichst weit zusammen; dabei sollten Sie im mittleren Rückenbereich die Muskeln fühlen, die die Schulterblätter

zusammenziehen. Wiederholen Sie diese Übung mehrere Male. Sie hebt den Brustkorb an und drückt dabei die Schultern automatisch nach hinten.

Was Filmstars für ihre Haltung tun
Demi Moore verrät, wie sie ihre viel bewunderten Beine trimmt: »Wichtig ist, mehr als jeweils nur einen Muskel zu trainieren. Aufrecht hinstellen, Füße parallel nebeneinander. Dann einen weiten Schritt zur Seite ausführen, den Körper seitlich beugen und versuchen, mit den Fingern die Zehen zu erreichen. Danach die Übung nach der anderen Seite wiederholen. Die Füße dürfen dabei nicht seitlich verrutschen und die Zehen müssen stets nach vorne gerichtet bleiben. Ein bisschen weh darf (und soll) es mitunter schon tun: Trainieren Sie Ihre Beine auch mal mit ›Speed Squats‹, das sind rasch nacheinander ausgeführte Kniebeugen: Die Hände hinter dem Kopf halten, Füße etwa hüftweit auseinander. Aus dieser Stellung heraus 15 rasche Kniebeugen ausführen, danach die Übung mit einem abschließenden Luftsprung beenden.«
Charlize Theron, eine ehemalige Ballerina, legt großen Wert auf ihre fantastische Haltung. Und vor allem auch darauf, dass Schultern und Rücken sichtbar kräftig, aber auf keinen Fall mit Muskelwülsten beladen sind. Ihr Motto: Man darf nicht so aussehen, als ob man täglich zwei Stunden im Fitnessstudio verbringt. Für ihre Lieblingsübung benötigen Sie eine leichte Stangenhantel, die man für wenig Geld im Sportfachgeschäft kaufen kann: Stehen Sie mit leicht gebeugten, etwas mehr als hüftbreit gespreizten Beinen, der Oberkörper ist aufrecht, die

Arme hängen senkrecht nach unten. Dann heben Sie die Hantel langsam bis unter das Brustbein an, bis Sie einen leicht schmerzhaften Druck zwischen den Schulterblättern spüren. Jetzt senken Sie die Hantel wieder ab. Schon nach wenigen Wiederholungen dieser Übung werden Sie fühlen, wie gut Ihr Oberkörper durchgearbeitet ist und wie sich Ihre Körperhaltung strafft.

KAPITEL 3:

Im Reich der Botenstoffe und Glückshormone

- Ohne Glukose leiden die Nerven – und die Partnerschaft
- Stress lässt den Glukosespiegel absinken
- Frauen leiden häufiger unter Blutzucker-schwankungen
- Richtig essen macht gute Laune
- Neurotransmitter sind die Botschafter der Erotik in unserem Körper
- Wer gut und genügend schläft, hat mehr von der Liebe
- Ein Eiweiß-Snack am Abend beflügelt Morgenmuffel
- Glückshormone verhindern Beziehungsstress
- Antioxidanzien schützen uns vor freien Radikalen – und vorzeitigem Altern
- Methionin plus Vitamine sorgen für Ausgeglichenheit und Fitness

1 Ohne Glukose leiden die Nerven – und die Liebe

Man kann sein Auto lieben, seinen Job, seine Wohnung oder seinen Wellensittich – aber es wird immer etwas anderes sein als die Liebe zwischen Mann und Frau. Liebe zwischen Menschen keimt im Nervensystem und wird vom Bewusstsein beseelt. »Aber auch die Kraft der Gedanken rekrutiert sich aus einem soliden, gesunden Nervensystem«, erklärt der US-Psychoendokrinologe Dr. Vido Tristano vom Mental Health Institute der Universität von Chicago. Mit anderen Worten: Wenn Gehirn- und Nervenzellen halb am Verhungern sind und ihr Stoffwechsel nur noch lustlos dahindümpelt, entstehen keine Emotionen. »Liebesverlangen ist ein Eroberungsprozess«, so Dr. Tristano. »Dafür brauchen unsere Neuronen unvorstellbar viel Kraft, die sich freilich aus Schlaf und gesunder Ernährung stets erneuert.«

Voraussetzung für eine solide Liebes- und Partnerbeziehung ist ein wenigstens weitgehend vernünftiger Blutzuckerspiegel. Niedrige Glukosewerte, die sogenannte Hypoglykämie, sind häufig Auslöser für Zank und Zerwürfnisse. Wenn sich ein Mensch schwer tut, einen Partner zu finden und zu binden, hat dies meist nichts mit Veranlagung oder persönlichem Pech zu tun, sondern sehr häufig mit Nervenzellen, die ganz einfach nicht die

Kraft aufbringen, Emotionen zu zünden – in sich selbst und in anderen.

Nervennahrung Blutzucker

Wir können unsere Gehirn- und Nervenzellen, also den Sitz unserer erotischen Empfindungen, nur mit Blutzucker füttern. Diese Neuronen sind so fein und subtil aufgebaut, dass sie mit irgendeinem anderen Energierohstoff, wie z. B. gesättigten Fettsäuren aus Wurst oder Hackfleisch, nichts anfangen können.
Der Verbrauch an Blutzucker in Gehirn und Nerven ist enorm, ganz egal, ob man den ganzen Tag über drei kleine Kinder um die Ohren hat oder auf der Autobahn im Stau steckt. Stress ist ein ganz unersättlicher Blutzuckerdieb. Um mit Stress umgehen zu können, hat die Natur diesen Zucker übrigens auch erfunden. Da wird schon klar: Je weniger Blutzuckermoleküle sich im Kreislauf verteilen, desto mehr verzweifelt man am Tagesstress. Auf jeden Fall können ohne ausreichend Blutzucker weder Glückshormone noch Liebesfähigkeit entstehen.

Das Glukosewunder der Natur

- Unser Darm baut Kohlenhydrate in Reis, Nudeln oder Brot zu Glukose ab. Gelangt die Glukose durch die Darmschleimhaut ins Blut, wird sie fortan auch als Blutzucker bezeichnet. Eine ideale Sättigung mit diesem Blutzucker liegt zwischen 85 und 105 Milligramm Glukose pro Deziliter Blut. Da freuen sich dann die Neuronen, denn sie werden großzügig mit ihrem Lieblingsfutter versorgt.

- So ein Blutzuckerwert gilt aber leider nur für den Augenblick. Denn kaum hat man mal ein bisschen Ärger oder man muss hektisch ein Dutzend Termine hintereinander absolvieren, stürzt der Glukosespiegel in den Keller. Das ist verständlich: Unsere Nervenzellen müssen dann mehr Leistung bringen und benötigen dementsprechend mehr Energierohstoff. Eine einzige Schrecksekunde auf der Autobahn kann schlagartig die gesamten Blutzuckervorräte auffressen.
- Wenn wir uns wenig Stress aufbürden, hat der Blutzuckerspiegel eine gute Chance, stabil zu bleiben. Dann fühlen wir uns mental gut, können uns auch über Kleinigkeiten freuen und entwickeln emotionale Ausstrahlung.
- Die beste Nachricht: Weil ein ausgeglichener Blutzuckerspiegel so wichtig ist, lässt er sich innerhalb von 24 Stunden realisieren. Das Rezept: weniger Stress und mehr komplexe Kohlenhydrate in naturbelassenen Lebensmitteln.

Lieblingsnahrung unserer Nerven: Getreide

Ein Weizen- oder Roggenhalm ist sehr stolz auf seine Körner, die er in vielen Wochen und Monaten bis zur prallen Reife mit Biostoffen voll gepackt hat. Mit Vitaminen, Spurenelementen, Eiweiß – und vor allem mit Kohlenhydraten, die so ein Korn im Herbst und Winter dringend benötigt, um im Erdreich zu überleben und im Frühjahr einen neuen Halm auszubilden. Wenn Tiere diese Körner fressen, zersetzen sie sich in deren Darm nur sehr allmählich, die enthaltene Glukose wird nur langsam aus dem festen Faserpaket freigesetzt und in die Blutbahn versandt. Es kommt also zu einem steten, gleichmäßigen Zustrom an Glukose ins Blut. Damit ist gewährleistet, dass die Glukose- bzw. Blutzuckerkonzentration jederzeit stabil ist.

Wir Menschen suchen nicht in Wald, Wiese und Flur nach Nahrung, sondern im Supermarkt. Viele schieben ihren Einkaufswagen gleich nach hinten zur Fleisch- und Wursttheke, achtlos vorbei an den Reichtümern von Gemüse- und Obstregalen. Wo es etwas Süßes einzuladen gibt, verharrt man auch etwas länger, der weiße polierte »Chinesen-Reis« ist ebenfalls beliebter als der dunkle Naturreis; dasselbe gilt für Brötchen, Weißbrot und Nudeln.

Derlei Lebensmittel sind schon fast so etwas wie eine Garantie für einen unzulänglichen Blutzuckerspiegel. Denn die Lebensmittelindustrie hat die in ihnen verarbeiteten Getreidekörner ja schon ihrer kostbaren Schätze beraubt; eine Scheibe Weißbrot, eine Gabel Spaghetti oder ein Nusshörnchen werden im Darm in Minutenschnelle zerlegt, die enthaltene Glukose per Express ans Blut abgegeben.

Dadurch steigen die Blutzuckerwerte rasch an. Doch für die Neuronen währt das Vergnügen nur kurz. Denn in der Bauchspeicheldrüse schrillen die Alarmsirenen, sie muss nun schnellstens viel Insulin bereitstellen. Diese Hormonmoleküle nehmen im Blut die kleinen Glukoseteilchen an der Hand und schleusen sie in die Zellen ein. Die brauchen den Blutzucker dringend, um Zellenergie herzustellen.

Jetzt müssen also die armen Gehirn- und Nervenzellen zugucken, wie die herrliche Blutzuckerfracht schon wieder in irgendwelchen Muskel- oder Bindegewebszellen verschwindet und die Glukosekonzentration im Blut abstürzt. Sie müssen auf die Energienahrung verzichten, die sie brauchen, um daraus Lebensfreude, Optimismus und erotische Ausstrahlung herzustellen.

Blutzuckerschwankungen: Zwischen Glück und Verzweiflung

Der Blutzuckerspiegel ist die Basis für unsere Gemütsverfassung. Er erlaubt Nervenzellen die Produktion von Glückshormonen – oder verbietet sie. Gegen niedrige Glukosewerte helfen weder Zigaretten noch Kaffee oder Alkohol.

Am besten wäre es, sich mit naturbelassenen Lebensmitteln zu ernähren, mehr zu schlafen und viele stressige Dinge nicht mehr allzu ernst zu nehmen. Dann kann man fast schon davon ausgehen, dass sich der Blutzuckerspiegel in seinem Lieblingsbereich zwischen 85 und 105 Milligramm Glukose pro Deziliter Blut aufhält. Gehirn- und Nervenzellen haben dann die Speisekammer voll mit ihrer süßen Glukose und als Belohnung machen sie uns zufrieden und tatkräftig. Wenn wir uns aber nicht an die Regeln halten, bestraft uns die Natur:

- Glukosekonzentrationen zwischen 75 und 85 mg/dl Blut sind typisch dafür, dass man sich irgendwie unruhig fühlt, ohne dass man sich die Ursache erklären kann. Man ist zappelig, unzufrieden, ungeduldig.
- Bei Werten zwischen 65 und 75 mg/dl Blut ist man nervös, leicht gereizt, auch lustlos. Man kramt in Schubladen nach Schokolade, kann sich nicht richtig konzentrieren und ärgert sich über sein eigenes Spiegelbild.

- Sackt die Blutzuckerkurve weiter ab, auf Werte zwischen 55 und 65 mg/dl Blut, schreien die Neuronen nach Glukose. Jetzt wird man übernervös, fällt in depressive Verstimmungen, überlegt sich, ob man wieder mit dem Rauchen anfangen soll, und wünscht seinen Partner und überhaupt die ganze Welt zum Teufel.
- Bei 45 bis 55 mg Blutzucker/dl Blut ist man im wahrsten Sinne des Wortes nervenkrank. Gehirn- und Nervenzellen quellen jetzt auf, in dem verzweifelten Bemühen, mehr Oberfläche zu gewinnen, um dadurch auch noch die allerletzten Glukosemoleküle aus dem Blut fischen zu können. Man kann nicht mehr logisch denken und neigt dazu, Gegenstände zu zerreißen oder irgendetwas zu zerdeppern.
- Bei Werten unter 45 mg Glukose/dl Blut ist der Nervenzusammenbruch komplett: Panik und Verzweiflung kriechen in einem hoch. Jetzt befindet man sich in einem bedauernswerten Zustand. Derart betroffene Personen brauchen dringend einen Partner, der Verständnis für ihre bemitleidenswerte Situation aufbringt.

Warum uns Stress oftmals reizbar macht

Die Natur weiß natürlich, dass ihre Lebewesen ohne Blutzucker nicht lebensfähig sind. Sie hat deshalb eine Art Notreserve in unseren Körper eingebaut: das sogenannte Glykogen, eine in der Leber, im Blut und in den Muskeln gespeicherte Glukosereserve. Bei bedrohlichem Blutzuckermangel schüttet die Bauchspeicheldrüse das

Hormon Glukagon aus, das diese Depots öffnet. Dann gelangt schlagartig frische Glukose ins Blut – man fühlt sich zumindest vorübergehend besser.
Dieser Vorgang vollzieht sich stets unter einem aggressiven Impuls. Denn Glukagon ist eine Art Aggressionshormon. Ein einziges solches Molekül kann in der Leber innerhalb von einer Sekunde eine Million Glukosemoleküle freisetzen, gewissermaßen ins Blut schießen. Gehirn und Nerven sind dann spontan versorgt.
Daraus erklärt sich, dass manche Menschen unter Stress oft launisch oder hitzig reagieren, reizbar und aufbrausend sind. »Sei doch nicht so zickig«, heißt es dann gerne. Doch diese Aggressivität, die sich bis zur Hysterie steigern kann, ist ein Schutzmechanismus der fürsorglichen Natur. Er hilft Menschen mit katastrophal niedrigen Glukosewerten zu überleben.
Dahinter steckt die schlichte Tatsache, dass wir Menschen für diesen Daueralltagsstress, unter dem wir existieren, genetisch nicht geschaffen sind. Anthropologen zufolge arbeiteten unsere Vorfahren, die Neandertaler, am Tag höchstens drei Stunden.

Unterzuckerung: Die ersten Warnzeichen

In der Apotheke mal schnell einen Blutzuckertest machen zu lassen, ist zwar interessant, sagt aber über die Tageskurve nicht viel aus. Es mag sein, dass man morgens mit einem prächtigen Glukosespiegel aufwacht, mit bestens versorgten Gehirn- und Nervenzellen – am späten Vormittag aber schon wieder die letzten Blutzuckerkrümel vergeudet hat und gereizt und unwillig auf die Mittagspause wartet.

Bestimmte Warnsignale sagen einem aber, wie es um den inneren Glukosezustand steht:

- Zunächst mal fühlt man sich unruhig, man sitzt wie auf Nadeln und ist ungeduldig, so als müsste jetzt gleich etwas ganz Tolles passieren.
- Danach regt sich Hunger, meist auf Süßes, z. B. ein Stückchen Kuchen oder einen Riegel Milchschokolade.
- Danach sucht man irgendwie instinktiv nach jemandem, den man angiften kann. Man ist schlecht gelaunt – und sieht auch so aus.

Wer häufig in ein solches Stimmungstief verfällt, ist ein klarer Kandidat für Hypoglykämie. Das Gute daran: Man weiß jetzt, wo die schlechte Laune herkommt – und kann ganz konsequent etwas dagegen tun, indem man seine Gehirn- und Nervenzellen besser mit ihrem Energierohstoff Glukose versorgt. Das kommt dann unweigerlich auch der Partnerschaft zugute.

Frauen leiden häufiger an Unterzucker

Frauen sind von einem zu niedrigen Blutzuckerspiegel, der sogenannten Hypoglykämie, etwa zehn Mal häufiger betroffen als Männer – deshalb reagieren sie auch in gewissen Situationen möglicherweise schneller launisch als Männer. Der Grund: Frauen haben im Allgemeinen etwas weniger Blut, weniger Muskeln, eine kleinere Leber – und damit insgesamt weniger Reserveblutzucker als Männer, nämlich etwa 300 Gramm. Männer verfügen über gut ein Drittel mehr von diesem Lieblingsfutter unserer Nerven.

Unter Stress ist dieser Reserveblutzucker bei Frauen meist bereits um elf Uhr vormittags verbraucht und verpufft, zu Nervenenergie verheizt. Männer schaffen es meist mit

einigermaßen ausgestatteten Nerven noch bis gegen Mittag, ehe auch sie so langsam nervös werden.
Rutschen die Glukosewerte unter die Marke 65 mg/dl Blut ab, regt sich bei Frauen oft eine unwiderstehliche Lust auf Süßes. Da melden sich Neuronen und verlangen kategorisch nach Blutzucker. Automatisch und instinktiv erfolgt dann oft der Griff zu Marzipan, Pralinen, Schokoherzen oder Kuchen und Torten. Die darin enthaltene Glukose wird im Eiltempo ans Blut abgeführt und erreicht die Gehirn- und Nervenzellen – für den Augenblick fühlt man sich besser. Doch leider: Unter dem Einfluss des Pankreashormons Insulin stürzt der Glukosespiegel gleich wieder unbarmherzig in den Keller …
Rund drei Viertel aller Frauen zwischen 25 und 55 Jahren sind ständig oder zeitweise Hypoglykämie-Opfer und deshalb oftmals leicht gekränkt oder zornig – ohne etwas dafür zu können. Denn diese Symptome haben mit Charaktereigenschaften nichts zu tun. Der Blutzucker spricht oft seine eigene Sprache, die mit dem rationalen Verstand nicht unbedingt zu tun hat. Typisch dafür sind schwerste Fälle von Hypoglykämie, bei denen der oder die Betroffene wie von Sinnen ist, unfähig, seine Gedanken zu koordinieren und angemessen zu handeln. »Weil die Werte im Laufe eines Tages oft wild hin und her schwanken«, erklärt Dr. Tristano, »geraten viele Menschen immer mal wieder in diese Grenzbereiche von Hysterie oder Depression. Bedauerlich ist nur, dass dies in unserer Stressgesellschaft eigentlich oft geradezu unvermeidlich ist.«
Nach Meinung moderner Psychobiologen brauchen vor allem Frauen mehr Verständnis, wenn ihr Glukosespiegel

in die Referenzbereiche zwischen 70 und 50 mg/dl Blut abrutscht. Dann wird Selbstbeherrschung immer schwieriger. »Der ganze Organismus drängt in dieser Situation auf eine explosive Entladung, bei der Glykogenreserven freigesetzt werden«, sagt Dr. Tristano. Die Starsopranistin Anna Netrebko erläutert dies so: »Wenn ich total gereizt bin, schmeiße ich schon mal aus Wut einen Kassettenrekorder aus dem Fenster. Danach fühle ich mich dann besser.« Dr. Tristano meint dazu: »So verblüffend es klingen mag, aber Männer sollten oftmals froh darüber sein, wenn ihre Partnerin mitunter launisch reagiert. Denn dann greift das Notfallprogramm des Stoffwechsels und setzt dringend benötigten Blutzucker aus den Depots frei.«

Ein ernstes Partnerschaftsproblem: Hypoglykämie

Ohne das feine Regulativ eines variablen Glukosespiegels wären Mensch und Tier nicht existenzfähig. Wenn Nahrung fehlt, sinken die Werte ab, und so nach und nach keimen Ungeduld und Aggressivität auf – als Ansporn, mal wieder auf die Jagd oder auf Futtersuche zu gehen. Sinkende Blutzuckerwerte machen also gereizt. Und weil viele Menschen ständig zu niedrige Blutzuckerwerte haben, sind sie auch häufig ungeduldig, vielleicht sogar unmutig, grollend, schmollend oder zornig. Nicht die beste Stimmungslage für eine harmonische Partnerschaft. Für den Blutzuckerexperten Dr. Vido Tristano hat mindestens die Hälfte aller Trennungen und Scheidungen ihren Ursprung in zu niedrigen Glukosewerten: »Das kann im Prinzip gar nicht anders sein, denn sinkende Blutzuckerwerte machen ganz einfach aggressiv. Dies hat die Natur als ursprünglich lebenserhaltenden Mechanismus so vorgesehen.« Der Weg zum Psychologen oder in die Eheberatung bringt da Dr. Tristano zufolge nicht viel: »Da werden die psychobiologischen Zusammenhänge meist weder erkannt noch normalisiert.« Dabei wäre es nach Meinung genetisch geschulter Wissenschaftler einfach, die Blutzuckerwerte in einem gesunden Referenzbereich zu regulieren. Dr. Tristano: »Dann gäbe es weniger Zerwürfnisse, Streit und Zank um Nichtigkeiten. Dementsprechend würden Ehen und Partnerschaften auch sehr viel länger halten.«

»Keine Freude mehr am Leben«

In unserem stressgeprägten Alltag ist eine solche Aussage keine Seltenheit. Hektik, Termindruck, Lärm, Dauerkonflikte, Sorgen, Probleme, Beschwerden, Schmerzen, schlechte Nachrichten, Kummer, Geldschwierigkeiten und vieles mehr summieren sich in einer Weise, dass Partnerschaften bereits belastet sind, bevor es überhaupt Anlass zum Streiten gibt. Da ist Verständnis für die Nöte des Partners gefragt – auch wenn man selbst ebenfalls unter Alltagsproblemen zu leiden hat.

Dr. Harry M. Salzer, Psychiater am College of Medicine der Universität von Cincinnati im US-Staat Ohio, untersucht Partnerprobleme nach Kriterien von Blutzuckerwerten. Mit einer speziellen Ernährungstherapie hilft er nicht nur bei körperlich bedingten Beschwerden, sondern vor allem auch bei nervlich verursachten Schwierigkeiten. Sein Fazit: »Solange die Balance von Blutzuckerspiegel und Stressbelastung einigermaßen im Lot ist, erholt sich der Organismus jeweils rasch und füllt das Defizit an Blutglukose wieder auf. Die Symptome schwinden, nach einer Phase der Ruhe und Erholung fühlt man sich meist besser und den Belastungen des Alltags wieder gewachsen.«

Dr. Salzers Empfehlung: »Auf Süßes verzichten, umsteigen von Weißbrot und hellen Teigwaren auf Vollkornprodukte. Möglichst auch Kochsalz meiden, das dem Blut das wertvolle Mineral Kalium entzieht, mit der Folge, dass die Blutzuckerwerte absinken. Als Folge davon entsteht Stoffwechselstress und viel Kalium wird zusätzlich über den Urin ausgeschwemmt. Fehlt dieser Beruhigungsstoff, empfindet der oder die Betroffene Ungeduld und Unmut, ist gereizt und schnell gekränkt – die Voraussetzungen für Zank und Unfrieden sind da.«

Bissigkeit im Dienste der Gemeinschaft: Wölfin im Rudel

- Biologen wissen, dass weibliche Tiere meist kleiner oder schmächtiger sind als ihre männlichen Artgenossen. Dementsprechend verfügen sie über weniger Blutzucker, ihre Reserven sind schneller verbraucht.
- Genau wie auch wir Menschen neigen sie bei sinkenden Glukosewerten zu Gereiztheit. Dadurch öffnen sich unter dem Einfluss des Bauchspeicheldrüsenhormons Glukagon die Glykogenspeicher. Dadurch werden die Nerven dann wieder besser mit dem Energierohstoff versorgt und die weiblichen Tiere können sich im Rudel besser behaupten.
- Weibliche Rudeltiere, wie z. B. Wölfinnen, »erbeißen« sich deshalb ihren Platz in der Rudelgemeinschaft. Dies wird

geduldet, es gibt deshalb keine große Aufregung. Ein weiblicher Wolf wird nicht aus der Gemeinschaft ausgestoßen, weil er bissig ist. Im Gegenteil: Nach Meinung von Biologen, die Wildtiere beobachten, entwickeln weibliche Tiere eine subtilere Form der Jagd- und Behauptungsintelligenz und leisten damit einen bedeutenden Beitrag für die Überlebensfähigkeit des Rudels.

Gute Laune kann man essen

Oft hilft die Umstellung von Brötchen, Weißbrot, Nudeln und anderen hellen Mehlprodukten auf Vollkornprodukte, um den Blutzuckerspiegel innerhalb von 48 Stunden um gut zehn Punkte anzuheben. Damit fühlt man sich in der Regel schon viel besser. Getreide wird nämlich im Darm nur sehr allmählich von den Amylasen zersetzt, den Kohlenhydrate spaltenden Enzymen der Bauchspeicheldrüse. Dasselbe gilt für Naturreis (statt weißem Reis). Eine Scheibe Weißbrot liefert etwa eine Viertelstunde lang Glukose ans Blut ab, eine Scheibe Pumpernickel hingegen fast zwei Stunden lang.

Deshalb sind Vollkornprodukte eine stete Quelle an Blutzucker als Energierohstoff für Gehirn- und Nervenzellen. Und genau so hat sich die Natur das ja auch vorgestellt. Sie wünscht sich schließlich selbst am meisten, dass alle ihre Geschöpfe mental bestens ausgerüstet sind und im Leben bestehen können.

Auch Obst, Gemüse, Salat, Hülsenfrüchte und überhaupt Rohkost sind ideale Glukosespender für ewig hungrige Neuronen. Je mehr Blutzucker den Nervenzellen zur Verfügung steht, desto leistungsfähiger sind sie nun mal und desto positiver ist unsere Stimmung. Somit gibt es erotische Anziehungskraft im wahrsten Sinne des Wortes im Supermarkt oder im Naturkostladen am Gemüsestand zu kaufen.

Die Alternative: Blutzucker aus Eiweiß

Früher lebten die Eskimos praktisch ganz ohne Kohlenhydrate, ernährten sich fast ausschließlich von Fisch – und verfügten trotzdem über normale Glukosekonzentrationen im Blut. Dasselbe gilt übrigens auch für Ozeanfische, die sich nur von Kleinfischen, Krabben und anderen Meeresfrüchten ernähren. Die haben natürlich auch Gehirn- und Nervenzellen, die Blutzucker brauchen.

Die Natur hat es deshalb so eingerichtet, dass unsere Leber aus 14 bestimmten sogenannten glukogenen Aminosäuren (Eiweißbausteinen) Blutzucker herstellen kann. Dieser Prozess dauert seine Zeit und sorgt somit für einen gleichmäßigen Zustrom von belebender Glukose ins Blut. Daher können also auch Lachs, Forellen oder mageres Fleisch dafür sorgen, dass stressgeplagte Nervenzellen mit Glukose gefüttert werden.

Der US-Hypoglykämie-Experte Dr. Paavo Airola empfiehlt daher: »Essen Sie schon zum Frühstück eiweißreicher, also zum Beispiel Schafs- oder Ziegenkäse, ein hart gekochtes Ei, vielleicht eine Scheibe kalten Braten, dazu Oliven, ein paar Tomaten- und Gurkenscheibchen, Pfeffer, Kümmel und Salz, außerdem ein Vollkornbrötchen sowie nach Belieben Kaffee oder Tee ohne Zucker.«

Eine solche erste Mahlzeit des Tages wandert als Nahrungsbrei erst mal ganz allmählich durch die Instanzen von Magen und Darm, wo ihnen sehr gemächlich die

Glukosemoleküle entzogen werden. Die Eiweißbausteine gelangen in die Leber, wo sie zum Teil in Blutzucker umgewandelt werden. Dr. Airola: »Die Neuronen sind dann den ganzen Vormittag über mit Energiebrennstoff versorgt. Man ist weniger nervös und gereizt als vielleicht sonst und auch nicht mehr so müde und schlapp.«

Turboantrieb für die Liebe

In dem Augenblick, in dem so ein winziges Blutzuckermolekül in einer Energiebrennkammer im Gehirn ankommt, kann es in Sachen Liebe viel bewirken. Jetzt beginnt nämlich der aufregendste Teil des Partnerdaseins: die rätselhafte Wandlung von einem somatischen (körperlichen) Vorgang in die faszinierende Welt der Gefühle und Empfindungen. Glukose schwimmt ja im Blut und ist Teil der letztlich doch recht handfesten körperlichen Welt in unserem Organismus. Das Geheimnis erotischer Intelligenz schlummert jedoch in Gehirn- und Nervenzellen. Die sind ein Kosmos für sich, in faszinierender Weise unabhängig und unantastbar, Heiligtum unserer Emotionen und Liebesfähigkeit. Glukose bzw. Blutzucker ist lediglich der Brennstoff dafür, dass beim Flirten Sehnsucht, Liebe und Verlangen signalisiert werden können.

Verheizt wird der Blutzucker in sogenannten Mitochondrien, bakteriengroßen Brennkammern in den Zellen. Je besser die Blutzuckerversorgung ist, desto mehr solcher Miniöfen sammeln sich an den Übergangsstellen zwischen Nervenzellen, also dort, wo positive Stimmungssignale übertragen werden. Emotionen und Lebensfreude entstehen genau hier, an der aktiven Zone der Nervenzellfortsätze, am synaptischen Spalt zwischen den Neuronen, wo sie dann auch wie ein Elektronengewitter kreuz und quer durchs Nervensystem geschossen werden können. Wenn sich zwei Menschen innerhalb zehn Sekunden verlieben, verdanken sie dieses enorme Tempo den elektrischen Nervensignalen, die genauso schnell sind wie Lichtstrahlen.

Je mehr Blutzucker vorhanden ist, desto zahlreicher und üppiger werden die Mitochondrien. Sie quetschen sich dann in die aktive Zone hinein, um die Energie für Glücksbotschaften bereitzustellen. Kinder (und übrigens auch Tiere in freier Natur) haben bemerkenswert opulente Mitochondrien, deshalb können sie sich auch unglaublich freuen. Verliebtheit oder Liebe entstehen also in der geheimnisvollen Sphäre des Bewusstseins, das Heizmaterial dafür liefert aber der Blutzucker.

2 Der Zauber der Liebesmoleküle

Den ganzen Tag und die ganze Nacht über sind unsere Gehirnzellen aktiv, um bestimmte Aminosäuren aus den vielen Milliarden sogenannter Gliazellen zu saugen, von denen sie umgeben sind und versorgt werden. Diese Eiweißbausteine brauchen sie, um daraus Glückshormone zu synthetisieren. Diese wiederum befeuern das Bewusstsein mit dem süßen Funkenflug von Wunschträumen, Sehnsüchten, Verlangen, Begehrlichkeiten oder auch Trieben. Diese Hormone werden treffender als Neurotransmitter bezeichnet; sie sind für unsere Stimmungslage verantwortlich, machen uns zuversichtlich, optimistisch und erwartungsvoll. Fehlen sie jedoch, stürzt uns das Defizit in eine traurige Welt, in der depressive Verstimmungen, Pessimismus und das Gefühl, ungeliebt und von irgendetwas ausgesperrt zu sein, vorherrschen.

Doch auch ein solches Seelentief hat sein Gutes und ist von der Natur gewollt. Die will nämlich unter keinen Umständen, dass sich ihre Geschöpfe ohne ausreichende Ausrüstung an kraftspendenden Psychostoffen Risiken hingeben, denen sie derzeit nicht gewachsen sind. Deshalb kann man sich ohne diese hormonellen Glückspender nicht freuen, sich nicht verlieben und vermag kaum einen aktiven Beitrag zu einer soliden

Partnerschaft zu leisten. Ein Mensch mit einem Mangel an Neurotransmittern ist mehr als alles andere auf Verständnis seines Partners und seiner Mitmenschen angewiesen. Zumindest so lange, bis seine Depots an Glückshormonen wieder aufgefüllt sind.

Nervenbotenstoffe als Liebessignale

Weil die Fortpflanzung für die Evolution so wichtig ist, werden Glückssignale in Neuronen aus nur einem einzigen Eiweißbaustein synthetisiert, und zwar innerhalb von Millisekunden. Fast alle anderen Zellproteine entstehen aus sehr vielen verschiedenen Eiweißbausteinen und benötigen mitunter etliche Minuten, bis sie reif für ihre Tätigkeit im Stoffwechsel sind.

Wichtigster Rohstoff ist die psychoaktive Aminosäure Tyrosin, einer von 20 verschiedenen Eiweißbausteinen. Aus ihm entsteht in wenigen elektronenschnellen Stoffwechselschritten der Nervenbotenstoff Dopamin. Bei einer Begegnung, einem Wiedererkennen, einem liebevollen Wort oder Blick regt Dopamin im Hypothalamus den allerersten Impuls von Zuneigung an.

Dopamin ist der Liebesstoff der reiferen Beziehung, der stabilen Partnerschaft, in der ungestüme Leidenschaften gar nicht mehr so sehr gefragt sind. Dopamin sorgt auch für den Seelenfrieden älterer und alter Menschen, für Harmonie und eine gleichbleibend positive Stimmungslage. Der Neurotransmitter ist wichtigstes Bindeglied zwischen Partnern, unerlässlich für ein selbstverständliches harmonisches Zusammenleben.

Bei jungen und jung gebliebenen Menschen sieht dies anders aus; die wilden Jahre der Partnersuche verlangen mehr Gier, Glut und Leidenschaft. Sonst bleibt man auf Partys, in Discos oder auf anderen Singletreffs immer nur zweiter Sieger. Deshalb bauen vorwiegend junge Menschen Dopamin zu Noradrenalin um, einem weiteren Neurotransmitter. Auch dieser Prozess vollzieht sich innerhalb von Tausendstelsekunden. Noradrenalin macht euphorisch, kreativ und eroberungsfreudig.

Allerdings wird dieser Stoff im Nervengewebe sehr schnell verbraucht. Leidenschaften haben deshalb nur eine begrenzte Halbwertszeit. Ungestüme Herzensbrecher beiderlei Geschlechts sind oft wahre Weltmeister im Flirten, doch mit der erotischen Glut ist es Stunden später bereits wieder vorbei. Dann braucht man eine längere Phase der Erholung.

Sowohl für die Produktion von Dopamin als auch von Noradrenalin werden immense Mengen an Vitamin C benötigt, als Teil der Enzyme, die den Erotikstoffwechsel beflügeln. Immerhin synthetisieren mehrere hundert Milliarden Gehirn- oder Nervenzellen Dopamin und Noradrenalin. Der Aufwand an Liebesmolekülen potenziert sich in unvorstellbarer Weise, wenn man berücksichtigt, dass jedes Neuron pro Sekunde Milliarden und Abermilliarden solcher Liebesboten versenden kann. Wer also viel frisches Obst isst, ist in Liebesangelegenheiten eindeutig im Vorteil.

Geheimnisvolle Neurotransmitter

Die Natur in uns tut wirklich alles, damit wir einen Partner finden und auch fürs Leben festhalten. Unsere Gehirnzellen sammeln Eiweißbausteine, machen daraus Dopamin oder Noradrenalin und stopfen diese kleinen Liebes- und Glücksboten in sogenannte Vesikel, in unendlich winzige Säckchen. Dabei sind sie sehr ehrgeizig. Jedes Neuron möchte die meisten der prallen Erotikdepots haben. Und was noch viel schöner ist: Sie pressen diese Glückssäckchen ganz weit nach vorne in die gallertartige Region zwischen den Neuronen, in den Grenzbereich also, über den Nervensignale übermittelt werden.

Bei einem heißen Flirt zum Beispiel platzen diese Säckchen auf und ergießen ihren Inhalt in die Zone der Signalübertragung. Dies geschieht in Hunderten Milliarden Nervenzellen gleichzeitig, so als würden alle diese Neuronen gleichzeitig miteinander telefonieren und frohe Botschaften austauschen. Diese strömen dann als süße, beglückende Flut durch uns hindurch. Wissenschaftler nennen diesen Vorgang Exozytose.

Voraussetzung ist freilich, dass die Vesikel wirklich proppevoll sind mit Glückshormonen. Unter Stressbedingungen werden sie nämlich im Laufe des Tages immer wieder entleert. Und da man nach einem arbeitsreichen Tag häufig noch einkaufen gehen, die Wohnung aufräumen, das Online-Banking am PC erledigen, Wäsche bügeln, die Haare waschen und fönen, das Auto durch die Waschanlage fahren muss – sind, wenn man dann endlich keuchend im Bistro eintrifft und seinen Partner umarmt, die Glücksreserven nicht selten schon verbraucht.

3 Ruhe ist der Freund der Liebe

Nicht nur, dass wir ausgeruht meist jünger und besser aussehen. Ruhe, Entspannung und Schlaf geben der Liebe in uns ein friedliches Zuhause, während sich Termindruck und Alltagshektik nur schwer mit Erotik und Romantik verbinden lassen. Wir Menschen sind ja auch gar nicht unbeschränkt vergnügungsfähig. »Jede Art von Stress fordert ihr Quantum an Erholung«, erklärt Dr. Tristano. »Dies ist ein unumstößliches Gesetz der Natur. Unter Stress werden Zellen und Gewebe angegriffen, und die müssen sich dann erst mal wieder erholen.«

Gesundes Leben von Menschen, Tieren und übrigens auch Pflanzen beruht daher auf der steten Wiederholung von drei aufeinander folgenden Schritten:

1. Hunger verursacht Stress, der den nötigen »Kick« gibt, um auf Nahrungssuche zu gehen.
2. Die erbeutete Nahrung wird einverleibt.
3. Es folgt eine Phase der Ruhe und Entspannung, die notwendig ist, damit die Nährstoffe aus der Nahrung im Verdauungskanal abgebaut und den Körperzellen zugeführt werden können.

Wissenschaftlern zufolge müssen wir Menschen unser Leben nach diesen drei Phasen ordnen, sonst entsteht

in unserem Körper ein Chaos, das unsere letzten Reserven ausplündert. Um das Funktionieren des natürlichen Regelkreises zu gewährleisten, stecken in uns zwei unterschiedliche vegetative Nervensysteme: der sogenannte Sympathikus, der uns bei Stress zur Seite steht, und der Parasympathikus, der dafür zuständig ist, dass Nahrung gut verwertet und Zellen gut versorgt werden.
Diese beiden Teile des vegetativen Nervensystems sind übrigens unserem Willen entzogen. Wir können sie nicht beeinflussen, im Gegensatz zu unserem willkürlichen, somatischen Nervensystem, das für Körperbewegungen wie z. B. Handheben oder Laufen zuständig ist. Über lebenswichtige Mechanismen, wie die Atmung oder den Herzschlag, behält sich die Natur also immer noch die Kontrolle vor. Gott sei Dank, muss man wohl sagen, sonst würden wir Menschen vielleicht noch versuchen, unsere Darmtätigkeit oder den Kreislauf zu maximieren. So können wir zwar ein Auto um die Kurve lenken oder die Espressomaschine einschalten, aber die Arbeit unserer Schilddrüse oder der Bronchien bleibt unserem Willen entzogen.

Sympathikus und Parasympathikus: Pro und Kontra für die Liebe

Diese beiden Teile des vegetativen Nervensystems arbeiten antagonistisch, d. h. gegenläufig. Während der Sympathikus bei Anspannung vorherrscht und den Körper auf Kampf oder Flucht vorbereitet, ist der Parasympathikus in

Ruhe aktiv. Unsere Gesundheit hängt zu einem nicht unbedeutenden Teil davon ab, dass diese beiden Teilsysteme in ausgewogener Balance bleiben, d. h. dass sich Anspannung und Entspannung in unserem Alltag ungefähr die Waage halten. Auch Erotik und Liebe sind davon abhängig, welcher Teil des vegetativen Nervensystems gerade die Oberhand hat.

Sympathikus – Der Stressmanager

Solange uns der Sympathikus im Griff hat, brauchen wir uns von der Glücksgöttin Erotik nicht viel zu erhoffen. Da wäre es eigentlich fast am besten, einen Liebestermin auch mal zu verschieben.

Denn das sympathische Nervensystem tritt nur bei Stress in Aktion. Es sorgt dafür, dass die Herzfrequenz und der Blutdruck sich erhöhen, die Gefäße verengt werden und das Gehirn intensiver arbeitet. Dies alles trägt dazu bei, dass man uns am Schreibtisch noch mehr Arbeit aufbürden kann oder dass wir daheim den Frühjahrsputz an einem Tag schaffen.

Gleichzeitig hemmt die Sympathikus-Aktivität die gesamte Verdauungstätigkeit, angefangen von der Speiseröhre, die erschlafft, bis hin zur Darmperistaltik, also dem Transport des Nahrungsbreis. Dies bedeutet für unsere Körperzellen, dass sie erst mal warten müssen, bis Nachschub an Nährstoffen kommt.

Dafür muss jetzt die Schilddrüse fleißiger arbeiten, um ihre Hormone zu synthetisieren und ins Blut abzugeben, ebenso wie die Nebennieren, die mehr von ihrem Stresshormon Adrenalin bereitstellen müssen. Man ist in die-

sem Zustand leicht angetrieben, aufgeputscht, was natürlich an den Körperkräften zehrt.
Für alle, die sich gerade auf ein Stündchen der Liebe gefreut haben, sind das schlechte Nachrichten, denn: Auch die Gefäße in den Genitalien sind jetzt verengt. Vasokonstriktion nennen Wissenschaftler diese Engstellung von Adern. Sind die Pudendal-Arterien abgeschnürt, kann kaum Blut in die Schwellkörper von Penis und Vagina einschießen. Der falsche Zeitpunkt also für Liebe, Sex und Libido.

Parasympathikus – In der Ruhe liegt die Kraft
Unter dem Einfluss des Parasympathikus geschieht genau das Gegenteil dessen, was unter der Sympathikus-Vorherrschaft passiert. Die Natur hat also eine Art Kippschalter in uns eingebaut, der von »Stress« auf »Ruhe« umschalten kann.
Ist der Parasympathikus aktiv, werden Herzschlag und -leistung ebenso gedrosselt wie die Hirntätigkeit, dafür sind die Gefäße erweitert. Dadurch sinkt der Blutdruck leicht ab, der ganze Organismus kommt zur Ruhe.
Dafür arbeitet jetzt der Verdauungsapparat auf Hochtouren. Denn nun gilt es, die Nahrung, die man während der Stressphase »erbeutet«, d. h. aus dem Supermarktregal in den Einkaufswagen gelegt, später gekocht und verzehrt hat, im Verdauungstrakt in seine kleinsten Nährstoffbestandteile zu zerlegen.
Damit alle diese winzigen Biostoffmoleküle über das Blut schneller an ihre Zielorte, die 70 Billionen Körperzellen gelangen, sind weitgestellte Gefäße von Vorteil. Da kann

das Blut rascher fließen und mehr Vitamine, Eiweißbausteine, Glukose oder Fettsäuren ins Gewebe verfrachten. Stressdrüsen wie Schilddrüse oder Nebennieren drosseln jetzt ihre Tätigkeit.
Und wie lautet die gute Nachricht? Weil die Gefäße im Schambereich erweitert sind, kann nun mehr Blut einströmen und die Schwellkörper wachsen lassen. Jetzt kommt endlich die Liebe zu ihrem Recht, die Voraussetzungen für Libido und Orgasmen sind da.

Ausgeschlafene haben mehr von der Liebe

»Nachts nicht einschlafen können ist die Hölle«, sagt Deutschlands Schlafforscher Nr. 1, Professor Eckart Rüther von der Uni-Klinik in Göttingen, »man wälzt sich unruhig im Bett herum, jede Minute wird zur Qual.« Dabei ist der Schlaf eigentlich ein ganz simpler Mechanismus, der in jedem von uns angelegt ist. Zellforscher wissen: Unser genetisches Programm sieht im Prinzip vor, dass wir innerhalb weniger Sekunden ein- und dann auch richtig durchschlafen. Dafür, dass dies auch tadellos funktioniert, wenn wir abends unter die Bettdecke kriechen, sorgt ein Wach-Schlaf-Kippschalter in unserem Organismus, der eng an den Blutdruck gekoppelt ist. Das Prinzip lautet:

- Ein erhöhter oder hoher Blutdruck erschwert das Einschlafen oder macht es gar unmöglich,
- ein Absinken des Blutdrucks wird zur Einladung für das Sandmännchen, uns ins Land der Träume zu schicken.

»Dass das Sandmännchen nachts an der Eingangspforte unserer Träume wartet, wissen viele Betroffene«, so die wissenschaftliche Meinung. »Es ist oft ganz nah, streichelt uns mitunter bereits mit seiner sanften, liebevollen Hand. Doch wir lassen es oft nicht ein, irgendetwas hindert uns daran, uns dem wohltuenden, verjüngenden Schlaf hinzugeben und zu überlassen.«
Das Geheimnis: Stress und einige andere Faktoren lassen den Blutdruck ansteigen. Wer diese Sünden meidet, zu dem kommt das Sandmännchen von ganz allein. Wichtig: Die Gefäße müssen sich weiten, dann sinkt der Blutdruck leicht ab – und wir landen im ersehnten Reich der Träume.

Die 10 besten Einschlaftipps

Je mehr dieser Tipps Sie miteinander kombinieren, desto sanfter sinken Sie in Morpheus' Arme.

1. Abends im Bett sollten Sie unter keinen Umständen mehr Probleme wälzen oder Konflikte analysieren. Lassen Sie Kummer und Sorgen auf keinen Fall in Ihr Schlafzimmer, denn jeder Gedanke an die anstehenden Pflichten des nächsten Tages verengt die Gefäße und erhöht den Blutdruck.
2. Essen Sie nach 19 Uhr möglichst nichts Eiweißreiches mehr, wie z. B. einen Krabbencocktail, einen Cheeseburger, Seezunge oder ein fein angemachtes Tatar zum Rotwein. Proteine und Fettes sind schwer verdaulich – und Verdauung kann eben auch zum Stress werden.
3. Bringen Sie abends nur noch Kohlenhydrate auf den Tisch. Dann sorgt das Pankreashormon Insulin für erweiterte Adern – und der Blutdruck kippt automatisch nach unten

in Richtung Nachtschlaf. Zu den besten Verbündeten des Sandmännchens zählen z. B. Crêpes mit Ahornsirup, Linguini mit Knoblauch-Sahne-Sauce, Folienkartoffeln mit Kräuterquark, Tomatenrisotto, mit Melasse bestrichenes Butterbrot oder ganz einfach auch eine dicke, mit Kräutern und Gewürzen delikat abgeschmeckte Gemüsesuppe.

4. Vermeiden Sie turbulenten Geselligkeitsstress am späten Abend, das Sandmännchen geht gar nicht gern auf lärmende Partys. Hinzu kommt: Lachen und Tanzen sind purer Stress. Auch Plappermäuler und Quasselstrippen tun sich nachher mit dem Einschlafen schwer, weil Reden enorm anstrengt und den Blutdruck mit jedem gesprochenen Satz nach oben schiebt.

5. Vermeiden Sie abends alles, was salzig schmeckt, auch wenn es noch so verlockend vor einem liegt. Das Natrium im Kochsalz (und auch der zweite Bestandteil Chlorid) pressen die Arterien zusammen und machen damit ein Absinken des Blutdrucks unmöglich.

6. Dasselbe gilt für Zigaretten mit ihren Inhaltsstoffen Teer und Nikotin. Schon beim ersten Inhalieren weiß unser Organismus, dass da Gift unterwegs ist. Damit möglichst wenig davon über das Blut zu den Körperzellen gelangt, werden die Adern enggestellt und der Blutfluss gedrosselt. Die Folge: Der Blutdruck steigt.

7. Kaffee und schwarzer Tee haben eine ähnliche Wirkung. Trinken Sie daher die letzte Tasse vor 19 Uhr abends, danach nur noch »gesunde« Getränke.

8. Alkohol in Maßen erweitert die Gefäße, kann müde machen und das Einschlafen fördern. Dies gilt vor allem für Bier oder Weißbier, die reich an Kohlenhydraten sind. Noch besser ist Malzbier.

9. Richten Sie Ihr Schlafzimmer mit Liebe ein, sorgen Sie für angenehme Beleuchtung, sodass Sie sich darauf freuen, es abends zu betreten.

10. Zum Schluss nehmen Sie noch ein Buch vom Nachtkästchen, blättern und lesen darin ein wenig, geben sich harmlosen Gedanken hin, die mit dem Alltag nichts zu tun haben, legen das Buch wieder weg, knipsen das Licht aus – und sinken in wohltuenden, erholsamen Schlaf.

4 Zwei Hormone, die die Liebe beflügeln

Beta-Endorphin: Amors Liebesbote

Nachts schlafen die meisten Pflanzen, Tiere und auch wir Menschen, um wieder jünger zu werden, nachdem unsere biologische Altersuhr tagsüber vorgegangen ist. Ruhe, Entspannung und Schlaf sind der Zustand, in dem unsere Zellen Urlaub machen. Jedes Mal, wenn wir einschlafen, schicken wir unser Gewebe quasi auf eine Verjüngungskur.

Doch noch etwas anderes, Geheimnisvolles, entsteht aus dem Urzustand Entspannung. Noch tief in der Nacht, wenn wir durchs Fenster nichts als totale Finsternis erkennen, fühlen Pflanzenzellen bereits die ersten vorsichtigen Photonen, d. h. Sonnenstrahlen auf ihrer Außenhaut. Denn Pflanzen haben nicht nur hundert Mal mehr Hormone, sondern sie registrieren Lichtreize sowie Temperaturunterschiede bis zu tausend Mal sensibler als wir Menschen. Für sie beginnt der Tag also schon, wenn für uns noch tiefste Nacht herrscht.

Aber auch unsere Hirnanhangsdrüse (Hypophyse) merkt schon frühzeitig: Es wird Tag. Sie stoppt daraufhin die Produktion ihrer Nachthormone (wie z. B. das Wachstumshormon) und schickt Tageshormone auf die Reise über die Blutbahn, um uns wach und froh zu stimmen, bereit

also, die Kinder rechtzeitig zur Schule zu bringen, danach fleißig am Computer zu sitzen, kurz: uns in die übliche Alltagshektik zu stürzen.
Das wichtigste Tageshormon der Hirnanhangsdrüse hat einen sehr langen Namen: Proopiomelanocortin. Dies ist ein ziemlich sperriges Protein, das sich aber sogleich teilt: in MSH, das schon erwähnte Hormon, das für eine schöne Sonnenbräune so wichtig ist, in ACTH (das eigentliche Aufweckhormon) und in Beta-Endorphin, das nahezu gleichzeitig an die Blutbahn abgegeben wird. Dem Beta-Endorphin hat die Natur einen ganz besonderen Job anvertraut: uns kreativ, euphorisch und siegesgewiss auf Stresssituationen einzustimmen. Und weil natürlich die aktive Partnersuche ebenfalls unter die Kategorie »Stress« fällt, spielt das Beta-Endorphin in Sachen Liebesglück eine der Hauptrollen.
Wenn am Morgen die Beta-Endorphin-Kurve von einem niedrigen Wert ausgehend nach oben ansteigt, wird unser gesamtes Hormonsystem befeuert. Wir fühlen uns froh und selbstbewusst, kreativ und erfinderisch und ebenso siegessicher beim Flirten und bei der Partnersuche. Es gibt Frauen und Männer, die tagsüber als nichtssagend und eher langweilig eingestuft werden, abends aber ein solch unglaubliches Feuer, einen mitreißenden Charme, Charisma und Anziehungskraft entwickeln, wie man es nie für möglich gehalten hätte. Diese Menschen stehen unter dem Starkstrom Beta-Endorphin, Amors Liebesdroge, die unter anderem von der Natur erfunden wurde, um Lebewesen zueinander zu bringen.

Allerdings tut uns ein Zuviel an diesem Eiweißstoff im Blut auch wieder nicht gut. Denn das Peptid wirkt nur, wenn es von einem möglichst niedrigen Basiswert aus ansteigt. Nur dann versetzt es uns in einen süßen Glücksrausch. In der Apotheke oder Drogerie kaufen kann man Beta-Endorphin leider nicht, wir sind darauf angewiesen, es in unserem eigenen Stoffwechsel herzustellen. Dies geschieht unter anderem beim Laufen. Deutschlands Fitness-Papst Dr. Ulrich Strunz gibt dazu folgende Tipps: »Laufen Sie nicht zu schnell. Langsames Laufen durchpumpt das Gehirn mit viel mehr Sauerstoff. Das setzt eine Flut des Kreativitätshormons ACTH frei, aus dem sich Beta-Endorphin abspaltet. Außerdem«, so Dr. Strunz weiter, »stellen die Muskeln beim Langsamlaufen auf Fettverbrennung um, dadurch verbleibt den Gehirnzellen ihr wichtiger Energierohstoff Glukose, der Blutzucker. Der Körper wird entspannt, der Geist kristallklar und hellwach. In den USA tauschen inzwischen viele Menschen ihren Psychiater gegen einen Personal Trainer ein. Denn Laufen plus Muskeltraining macht glücklicher – und ist billiger als jede Psychotherapie. Außerdem: Glück steckt an. Mit körpereigenen Endorphinen machen Sie nicht nur sich, sondern auch Ihren Partner glücklicher.«

Wissenswertes über das Beta-Endorphin

- Beta-Endorphin ist ein sogenanntes Opiat-Peptid, ein faszinierendes Protein aus der Anfangsphase der Entstehungsgeschichte der Welt. Es spaltet sich mit 31 Aminosäuren aus seinem größeren Prohormon und verfügt über dieselbe Molekülsequenz von zehn Eiweißbausteinen, wie sie auch in den narkotisierenden Alkaloiden vieler Pflanzen vorkommen. Damit töten Pflanzen natürliche Feinde ab, wie z. B. Käfer, Insekten oder auch Mikroorganismen.

- Das Beta-Endorphin versetzt nicht nur in einen Rauschzustand, sondern macht auch weitgehend schmerzunempfindlich, weil es in Gehirn- und Nervenzellen dieselben Rezeptoren besetzt wie Opium oder Morphium. Uns Menschen verhilft dieser natürliche Abwehrstoff von Pflanzen zu einer optimistischen Stimmungslage, die dazu beiträgt, dass wir Stresssituationen offensiv meistern und leichter einen Partner finden können.

Dennis Lobsteins Glückswerkstatt

- Dr. Dennis Lobstein von der Lamar University in Texas ist ein schwarz gelockter Psychowissenschaftler, der es sich zur Aufgabe gemacht hat, unglückliche Menschen wieder in fröhliche Zeitgenossen zu verwandeln. Seine Klienten sind unter anderem suizidgefährdete Patienten aus New York, mit denen er ein Lauftraining absolviert und die sich nach bestimmten Vorgaben ernähren.
- Regelmäßig misst Dennis Lobstein die Endorphin-Kurven, das heißt die zunehmende Fähigkeit seiner Anvertrauten, das Neuropeptid aus niedrigen Werten zu synthetisieren und ins Blut abzugeben. Er freut sich darüber, viele dieser Menschen in einem deutlich zuversichtlicheren, optimistischeren Zustand entlassen zu können. Und vor allem ist er glücklich darüber, dass sich unter seinen Patienten Partnerschaften bilden und Ehen entstehen.

Jünger werden mit Wachstumshormon

Unsere kleine, tüchtige Hirnanhangsdrüse ist auch nachts aktiv, allerdings produziert sie dann natürlich keine Weckhormone wie ACTH oder Beta-Endorphin. Wenn es draußen dunkel ist, sollen wir ja schlafen und unseren Organismus regenerieren. Etwa 70 Minuten nach dem Einschlafen beginnt die Drüse sehr intensiv Wachstumshormon zu synthetisieren und in pulsierenden Takten an das Blut abzugeben. Dieses Hormonmolekül ist sehr groß, es besteht aus 189 Aminosäuren. Die Hirnanhangsdrüse stellt während der Nachtstunden Billiarden und Aberbilliarden davon her. Diese enorme Stoffwechselleistung ist freilich nur möglich, wenn wir die Drüse ausreichend mit den dazu notwendigen Rohstoffen füttern: mit Eiweißbausteinen und Vitamin C.

Die Natur wünscht sich, dass wir uns nachts verjüngen, damit wir dann tagsüber fit sind und erholt aussehen. Deshalb verfügt das Wachstumshormon über winzige Schlüsselchen, mit denen es die Fettzellen aufsperrt und Triglyzeride freisetzt. Die wandern anschließend über den Blutkreislauf zu den Körperzellen, als Rohstoff für die Energiegewinnung. Diese Energie ist unerlässlich, um Zellen zu reparieren und zu verjüngen. Außerdem ist das Wachstumshormon aktiv an diesen Reparaturprozessen beteiligt, ebenso an der sogenannten Mitose, der Zellteilung, aus der heraus neues, junges Gewebe entsteht. Zellforschern zufolge ist das Wachstumshormon der bedeutendste nächtliche Schlank- und Fitmacher der Natur seit Hunderten Millionen Jahren. Ihm verdanken es unsere Kinder und auch die Tiere in freier Natur, dass sie morgens schlank und energiegeladen aufwachen.

Vielen Menschen fehlt Wachstumshormon

Das haben Zellforscher anhand der Untersuchungen an Hirnanhangsdrüsen verstorbener Menschen herausgefunden. Demnach gibt es Frauen und Männer im Alter von 40 oder 45 Jahren, die fast oder überhaupt kein Wachstumshormon mehr synthetisieren. Solche Menschen haben es im Leben schwer, und sie altern schnell. Unsere Hirnanhangsdrüse, die Hypophyse, produziert acht verschiedene Hormone, die allesamt Kommandogewalt über unseren Stoffwechsel haben. Wenn die Drüse zu wenig LH oder FSH synthetisiert, ist mit Sex eben nicht viel los. Stellt sie zu wenig ACTH oder Beta-Endorphin her, sind wir chronisch müde und kommen aus dem Gähnen nicht heraus. Die Hirnanhangsdrüse ist der unbestechliche, aber uns wohlgesonnene Diktator in unserem Körper: Es ist unmöglich, gegen die Anweisungen dieses Mini-Organs glücklich und vital zu sein, ganz egal, was wir alles an Aufputschmitteln zu uns nehmen und wie oft wir uns ins Vergnügen stürzen.

Eine gesunde Hirnanhangsdrüse besteht fast ausschließlich aus Wasser und Wachstumshormon. Die anderen sieben Hormone sind nur in teils verschwindend geringen Mengen vorhanden. Dies ist ein Beweis dafür, wie wichtig der Natur gerade dieses Hormon, das für die stete Erneuerung und Verjüngung unseres Gewebes sorgt, ist. Doch wie schon erwähnt: Bei vielen Zeitgenossen versiegt die Produktion schon im mittleren Lebensalter nach

und nach. Sie wachen morgens auf und fühlen sich keineswegs erfrischt, verjüngt und belebt, ohne zu wissen, woran dies liegen mag.
Das Wachstumshormon stimuliert die körpereigene Produktion von IGF-1 (Insulin-like Growth Factor 1). In den USA boomt inzwischen der Markt für sündteure Kapseln und Tabletten, die vorgeben, Wachstumshormon oder IGF-1 zu enthalten, sich in Wirklichkeit aber nur aus Vitaminen und Aminosäuren zusammensetzen, wie sie auch in jeder Avocado oder in jedem Tofuwürstchen stecken.

Tipp für Morgenmuffel

- Um morgens fit, möglichst schlank und mental gut drauf aufzuwachen, empfehlen US-Biochemikerinnen ein kleines Superrezept: Spätabends, unmittelbar vor dem Schlafengehen, noch mal einen Eiweiß-Snack zu sich nehmen: etwa 30 Gramm Fisch, Hähnchenfleisch (ohne Haut), mageres Fleisch oder Tofu. Dazu den Saft einer frisch ausgepressten Zitrone trinken (aber nicht erhitzen, sonst wird das kostbare Vitamin C zerstört).
- Daraus macht die Hirnanhangsdrüse nachts viel Wachstumshormon, wobei das Vitamin C als Enzym-Kofaktor gebraucht wird. Die im Eiweiß enthaltenen Aminosäuren benötigt die Drüse selbst, um all die vielen verjüngenden Hormonmoleküle zusammenzubasteln. Letztlich funktionieren alle unsere wichtigen Stoffwechselprozesse nur mit Eiweiß. Die anderen Nährstoffe, wie Vitamine, Mineralien oder Glukose, dienen nur als Hilfsstoffe.
- Auch unsere Gehirn- und Nervenzellen schlafen nachts nicht, sondern sind hellwach im Aufspüren der Eiweißbausteine, die der kleine abendliche Protein-Snack liefert. Sie

saugen die Aminosäuren ebenfalls auf und hamstern sie in ihren Depotbläschen. Damit wir dann morgens, wenn uns der Radiowecker aus dem Schlaf reißt, gleich richtig munter und gut gelaunt sind. Von diesem kleinen Eiweiß-Tipp profitieren vor allem Menschen, denen es normalerweise mental schlecht geht, die mitunter an depressiven Verstimmungen leiden bzw. verzagt oder bedrückt sind.

---

5 Freie Radikale oder Unsere innere Altersuhr

Der US-Biochemiker Carl C. Pfeiffer vom Brain Bio Center in New Jersey sagte einmal: »Die Natur erneuert sich ständig selbst, sie wünscht nichts Krankes, Welkes auf dieser Erde. Deshalb bekämpft sie auch alles, was in irgendeiner Weise angegriffen, kränklich oder morbid ist.« Zu diesem Zweck hat sie die freien Radikale erfunden und ihnen den Auftrag erteilt: »Greift jede Zelle an, die in schlechter Verfassung ist, und versucht sie möglichst schnell ganz abzutöten. Denn ich wünsche mir um jeden Preis, dass stets nur kerngesundes Erbgut an folgende Generationen weitergegeben wird, ganz egal, ob es sich um Menschen, Tiere oder Pflanzen handelt.«

Wie ernst freie Radikale diesen Auftrag nehmen und wie folgsam sie ihn befolgen, können wir immer wieder beobachten:

- Wir legen ein Stück Butter offen auf den Küchentisch. Schon nach kurzer Zeit hat es sich etwas verfärbt, wird bald ranzig, weil freie Radikale die enthaltenen Fettsäuren oxidiert und zerstört haben.
- Im Herbst trudelt ein Blatt vom Baum und bleibt auf der Erde liegen, noch zur Hälfte grün, aber auch schon teilweise braun und verwelkt. Hier haben freie Radikale ihren Auftrag bereits ausgeführt. Wenn wir wenig spä-

ter erneut an diesem Blatt vorbeikommen, ist es bereits ganz verdorrt und verschrumpelt. Bald fängt es an zu faulen, seine Inhaltsstoffe verrotten unter dem Zerstörungswerk freier Radikaler.

In uns Menschen sieht es nicht anders aus. Wenn wir unsere 70 Billionen Körperzellen nicht ständig mit Immunstoffen panzern, sind sie freien Radikalen schutzlos ausgeliefert und welken bzw. altern rasch. Ein ganz typisches Beispiel: Wir feiern auf einer Party bis früh in den Morgen unter dem mitreißenden Stress von Tanzen, Reden, Flirten und Lachen, in rauchgeschwängerter Luft mit viel Alkohol und Kaffee – wieder daheim vor dem Spiegel sehen wir dann mitgenommen, übermüdet und um Jahre gealtert aus.

Das Interessante dabei: Wir sind auch tatsächlich um Jahre gealtert, dafür haben freie Radikale gesorgt, die unser unbeschütztes Gewebe erbarmungslos angegriffen haben. Unsere innere biologische Stoffwechseluhr hat es jetzt besonders eilig, sie läuft viel schneller als der Sekundenzeiger auf unserer Armbanduhr.

Wie freie Radikale entstehen

- Freie Radikale existieren da, wo Zellen gesund genährt und gut geschützt sind, gar nicht. Und solange sie uns in Frieden lassen, bleiben wir jung.
- Doch alles, was in irgendeiner Weise ungesund ist, ruft sie auf den Plan. Dazu zählen z. B. Abgase, fettes Essen, gesüßte Getränke, Alkohol, Rauchen, Stress, stundenlanges Arbeiten am Bildschirm, Konservierungs- und andere Schadstoffe, Probleme, zu wenig Schlaf, jede Form von Hektik,

Sonnenbäder in der sengenden Mittagssonne, Haare fönen, zu salzreiche Kost usw.

- Dies alles schwächt Zellen und dann entstehen oft explosionsartig freie Radikale im Gewebe. Während Atome oder Moleküle stets auf Elektronenpaaren aufgebaut sind, die friedlich umeinander kreisen und niemandem etwas antun, fehlt den freien Radikalen ein solches Elektron. Dies macht sie unzufrieden, und sie reißen einfach einem benachbarten Zellmolekül ein Elektron heraus. Dem fehlt jetzt natürlich auch wieder so ein Atomteilchen, es wird nun selbst aggressiv und stiehlt seinem Nachbarn ein Elektron.
- Dieser Prozess setzt sich als elektronenschnelle Kettenreaktion fort. Ein einziges freies Radikal kann auf diese Weise eine Million Bindegewebszellen schädigen – und uns ganz schön alt aussehen lassen. Wer Tag für Tag ungesund lebt, sich viel Stress auflädt und wenig schläft, tut sich deshalb sehr schwer, jung zu bleiben und das für eine Partnerschaft wichtige Charisma zu entwickeln.
- Das Rezept lautet also: Wir müssen zu einer gesünderen Lebens- und Ernährungsweise zurückfinden und unsere Zellen mit sogenannten Antioxidanzien ausrüsten, mit Immunschutzstoffen, gegen die freie Radikale nichts ausrichten können.

Jungbrunnen für unsere Zellen: Antioxidanzien

Gott sei Dank stecken diese wichtigen Immunsubstanzen bereits in großer Zahl in naturbelassener Kost, vor allem in pflanzlicher. Denn Pflanzen reichern diese Stoffe im Laufe ihrer Reifezeit an, um sich selbst vor freien Radikalen zu schützen:

– Vitamin E schützt ihre lipid-, also fetthaltigen Bestandteile vor dem Oxidieren,

- Vitamin C schützt ihre wässrigen Bestandteile vor dem zerstörerischen Angriff freier Radikale,
- ihre Farbstoffe, die Karotine, panzern gleichzeitig ihr Zellgefüge,
- das von ihnen produzierte Schutzenzym mit der Bezeichnung Glutathion-Peroxidase, das um das Spurenelement Selen aufgebaut ist, arbeitet eng mit Vitamin E zusammen und hält besonders gefährliche Sauerstoffradikale unter Kontrolle.

Entdeckt ein freies Radikal eine Schwachstelle in der Zelle, blüht es innerhalb dem fünfbillionstel Teil einer Sekunde auf und verrichtet sein Zerstörungswerk. Also in einem unvorstellbar kurzen Zeitraum, der es normalerweise unmöglich machen sollte, sich zu wehren. Doch Antioxidanzien sind noch schneller. Ein Vitamin-E-Molekül reagiert in noch kürzerer Zeit auf die Entstehung eines Radikals – und neutralisiert es. Auch dies ist ein bemerkenswertes Beispiel dafür, dass in unserem Stoffwechsel ganz eigene Zeitbegriffe herrschen. Und dass das Altern keine Angelegenheit ist, die sich am Wandkalender ablesen lässt.

Das Schöne ist, dass Pflanzen alle ihre gespeicherten Antioxidanzien nur allzu gerne an uns abgeben – wenn wir sie nur im Supermarkt oder im Naturkostladen kaufen, um sie zuzubereiten und zu verzehren. Deshalb ist vegetarische Kost auch der beste Jungmacher. Es ist freilich nicht jedermanns Sache, sich ausschließlich von pflanzlichen Lebensmitteln zu ernähren. Aber ein oder zwei vegetarische Tage pro Woche tun unserem Organismus ausgesprochen gut: dem Kreislauf, der Verdauung, den Nerven, der Haut. Zudem können vegetarische Gerichte köstlich schmecken. Und sie schenken uns eine viel größere Vielfalt an Geschmacksnuancen als Fleisch.

Immunschutz aus der Natur

Jeder Apfel, den wir essen, verschickt sofort seine fleißigen Immunpolizisten in unseren Kreislauf und unseren Stoffwechsel. Es sind vor allem die folgenden vier Antioxidanzien, ohne die unsere Zellen wehrlos sind. Befindlichkeitsstörungen oder Beschwerden wie Migräne, eine schwache Blase, Ekzeme oder Infektionen wirken sich dann deutlich stärker aus, als wenn unsere Zellen gegen den Angriff von freien Radikalen geschützt sind.

Karotine sind die Farbspender in der Natur. Sie färben das Federkleid von Flamingos hübsch rosa ein, aber auch die Blüten auf einer Blumenwiese. Gleichzeitig sind sie aber auch Pflanzenschutzstoffe. Weil die Rote Bete so eine dünne Haut hat und im Erdreich dauernd von irgendwelchen Schädlingen oder Mikroorganismen angegriffen wird, packt sie so viel rote Karotine in ihr Fruchtfleisch – und wird dadurch immun. Dasselbe gilt für alle anderen farbstrotzenden Pflanzen wie z. B. Brombeeren, Blaubeeren, Aprikosen, Kirschen, Erdbeeren, Kürbis, Pflaumen, Tomaten oder dunkelgrünes Blattgemüse. Es gibt in der Natur insgesamt rund 400 verschiedene Arten von Karotinen. Aus etwa 60 davon kann unser Stoffwechsel Vitamin A herstellen, das vor allem unsere Augen und auch alle unsere Schleimhäute vor Krankheiten schützt.

Vitamin C ist in unserem Organismus so etwas wie das Mädchen für alles. Hochkonzentriert hütet es in unserem

Gewebe alle wässrigen Bestandteile. Und weil Zellen bekanntlich bis zu 95 Prozent aus Wasser bestehen, kann man sich schon vorstellen, dass Vitamin C jung und fit erhält. Freie Radikale haben keine Chance dagegen. Ein Beispiel: Wenn wir eine Avocado aufschneiden, wird ihr Fruchtfleisch schnell braun. Spritzen wir etwas Zitronensaft darauf, bleibt es grün und gesund. Genauso sieht es in unseren Zellen aus. Ohne Vitamin C werden sie welk und alt, doch schon ein einziges Glas frisch ausgepresster Orangensaft verjüngt sie wieder. Vitamin C ist so wichtig, dass es schon in der Mundhöhle über die Schleimhaut aufgenommen wird. Es ist in allen frischen Obst- und Gemüsesorten reichlich enthalten.

Vitamin E ist ein besonders faszinierender Immunstoff, ausgestattet mit dem Auftrag, die verletzlichsten Substanzen in unserem Körper oder überhaupt in der Natur vor freien Radikalen zu schützen: die kostbaren ungesättigten Fettsäuren. Die sind ohne Vitamin E vollkommen wehr- und hilflos. Deshalb hat die Natur alle Zellen, in denen einfach oder mehrfach ungesättigte Fettsäuren enthalten sind, auch gleich mit Vitamin E voll gepackt. Dazu zählen nicht nur Kaltwasserfische wie Dorsch, Kabeljau oder Lachs, sondern auch Oliven, Avocado, Hülsenfrüchte, Mais und alle Pflanzen, die Schalen brauchen, damit sie nicht austrocknen. Also z. B. Beeren, Birnen, Äpfel, Mirabellen, Weintrauben, Tomaten, Gurken usw. Weil Pflanzenöle wie Raps-, Sonnenblumen-, Oliven- oder Sojaöl so extrem reich an ungesättigten Fettsäuren sind, enthalten sie auch viel Vitamin E. Experten-Tipp: Verwenden Sie in der Küche statt Butter oder anderen festen

Fetten öfter mal Pflanzenöle. Das durch Erhitzen weniger verletzliche Olivenöl kann man sogar beim leichten, schnellen Braten und Anbraten verwenden.

Selen ist das geheimnisvolle Kernstück des Immunenzyms Glutathion-Peroxidase, das freie Radikale in unserem Körper aufspürt und zerstört. Weil körperliche Bewegung eine erhöhte Atem- und Sauerstoffleistung beansprucht, werden dabei stets auch freie Radikale produziert, nicht nur in der Lunge, sondern auch in anderen Zellen. Dabei dringt das Enzym tief in die Mitochondrien (die Energiebrennkammern der Zellen) sowie in die Zellkerne ein, in denen unsere empfindlichen Chromosomen stecken, die uns täglich aufs Neue verjüngen und fit machen. Das Spurenelement Selen ist vor allem in Vollkornprodukten und Naturreis sowie in Pilzen, Spargel und Käse enthalten. Bierhefe ist ein ausgezeichnetes selenreiches Nahrungsergänzungsmittel. Erste Warnzeichen von Selenmangel können Sehstörungen, Anfälligkeit für Infektionen, vorzeitige Alterserscheinungen, Haarausfall, brüchige Nägel, Hautblässe und Gelenkbeschwerden sein.

6 Homocystein lässt uns alt aussehen

US-Wissenschaftler haben eine ganz tolle Entdeckung gemacht, die in Sachen Partnerglück äußerst hilfreich sein kann. Sie haben nämlich herausgefunden, dass es neben den freien Radikalen noch einen weiteren (und vielleicht wichtigeren) Mechanismus gibt, der über unsere Jugendlichkeit entscheidet. Das »Longevity-Konzept« nennen sie es, abgeleitet vom englischen Wort »longevity«, zu Deutsch: Langlebigkeit. Dem natürlichen Geheimnis auf die Spur gekommen sind sie, nachdem sie herausfinden wollten, wie es bestimmte Volksgruppen (wie z. B. die rund 50 000 Hunzas im innerasiatischen Karakorum-Gebirge) schaffen, locker 80, 90, 100 Jahre oder sogar älter zu werden und dabei die Knochen, Gelenke und das Bindegewebe von 30- oder 40-Jährigen zu behalten.
Des Rätsels Lösung lautet: Homocystein. Es ist ein sehr feiner Mechanismus, den die Natur genetisch in jeden von uns eingepflanzt hat, um ein Wörtchen mitzureden bei der Frage, ob jemand schnell altert oder lange jung bleibt. Wie ein Rädchen, das die Natur nach links, auf »jung«, dreht oder eben nach rechts, auf »alt«. Damit behält sie sich das Recht vor, welkes, schlecht genährtes Gewebe noch rascher altern zu lassen und am Ende vielleicht sogar abzutöten. Ganz einfach deshalb, weil sie nur

gut genährte, gesunde Geschöpfe und Pflanzen duldet und nichts Kränkliches, das mutierte Erbfaktoren ausbildet und an folgende Generationen weitergibt. Denn dies wäre ja auf längere Sicht das Ende unserer paradiesischen Welt auf Erden.

Eine Eisenbahn aus Eiweiß

Wir Menschen verfügen über rund 70 Billionen Körperzellen, und in jeder einzelnen sind zwischen 10 000 und 200 000 sogenannte Ribosomen aktiv, Eiweißwerkstätten, in denen Aminosäuren zu Zellproteinen zusammengeknüpft werden. Im Schnitt dauert es ungefähr 45 Sekunden, bis so ein Zellmolekül fertig ist. Wer jetzt einen Taschenrechner parat hat, kann in etwa ausrechnen, zu wie vielen solcher Eiweißsynthesen es pro Tag in unserem Körper kommt: Es sind Trillionen. Auch diese Tatsache zählt zu den unbegreiflichen Wundern der Natur.

Diese Zellproteine kann man sich in etwa wie eine lange Eisenbahn aus einzelnen Eiweißbausteinen vorstellen. Mancher Zug erstreckt sich über 30, 50 oder 100 Waggons, andere über Tausende davon, denn die Zellproteine sind unterschiedlich lang. Was aber ganz entscheidend ist: Der erste Eiweißbaustein, also gewissermaßen die Lokomotive vor jedem Zug, ist eine Aminosäure mit der Bezeichnung Methionin. Wissenschaftler bezeichnen sie als Start-Kodon. Dieser schwefelhaltige Eiweißbaustein muss also im Laufe eines stressigen Tages Trillionen Mal als Lokomotive herhalten.

Die Konsequenz: Fehlt dem Körper Methionin, kann er die nötigen Zellmoleküle nicht zusammensetzen. Und tatsächlich reicht es bei manchem bemitleidenswerten Zeitgenossen nur für die Produktion von kümmerlichen 100, 200 oder 300 Milliarden statt der benötigten 10 oder 20 Trillionen solcher Moleküle. Viel zu wenig, um körperlich und mental gut drauf zu sein und voll am Leben teilzunehmen.

Methionin: mal Freund, mal Feind

- Methionin ist eine von acht essenziellen Aminosäuren, die wir in unserem Stoffwechsel aus anderen Eiweißbausteinen nicht selbst synthetisieren können. Wir sind also darauf angewiesen, diesen Lebensstoff mit der Nahrung aufzunehmen. Methionin ist in allen Lebensmitteln enthalten, besonders reichlich aber in Tofu, Hülsenfrüchten, Eigelb, Zwiebeln, Knoblauch, Fisch und Käse. An Methionin fehlt es nicht, wenn wir uns wenigstens einigermaßen gesund ernähren.
- Methionin ist unter allen Basiseiweißsteinen der giftigste – solange er im Stoffwechsel nicht verwertet wird. Dies ist der Fall, wenn wir uns ungesund ernähren, zu wenig Bewegung und Schlaf haben und zu sehr unter Stress stehen. Dann »kippt« Methionin: vom lebenspendenden Eiweiß zum Gift in unserem Körper.
- Im Laufe von Milliarden Jahren biologischer Evolution hat die Natur auf diese Weise ein Instrument in die Hand bekommen, mit dem sie Altersprozesse in unserem Körper steuert. Sich an gesunder Lebensweise vorbeimogeln bedeutet automatisch mehr Methionin-Gift und rascheres Altern. Man kann es auch anders ausdrücken: Die Natur überlässt uns selbst die Entscheidung, ob und wie lange wir jung, fit und vital bleiben wollen.

Methionin braucht Vitamine

Fehlen die Vitamine B_6, B_{12} und Folsäure, ist Methionin nicht lebensfähig und schadet uns erheblich. Dann wird nämlich dieser eigentlich kostbare Eiweißbaustein zu Homocystein umgewandelt und an das Blutplasma abgegeben. Steigt die Homocystein-Konzentration im Blut, gefährdet dies auf Dauer unsere Gesundheit. Weil diese Moleküle sehr scharf sind, ritzen sie Gefäßwände an. In den entstandenen Rissen lagern sich in der Folge Abfallprodukte wie ranziges Cholesterin oder kristallisiertes Kalzium ab und können zu Arteriosklerose führen. Methionin greift aber auch zerstörerisch in die Gene in unseren Zellkernen ein – der erste bedrohliche Schritt zum raschen Älterwerden.

Nur mithilfe seiner drei wichtigsten Verbündeten, der Vitamine B_6, B_{12} und Folsäure, die meist ohnehin als tatkräftiges Trio für unsere Gesundheit unterwegs sind, bleibt dem Methionin der Umbau zum giftigen Homocystein erspart. Und bereits im Blut zirkulierendes Homocystein helfen die drei als Methionin-produzierende Enzyme wieder in »gutes« Methionin zurückzuverwandeln. Dies ist besonders wichtig, weil wir, wie bereits erwähnt, Methionin schließlich als Lokomotive für Trillionen Eiweißsynthesen täglich benötigen.

Zwar wird dieser Eiweißbaustein vom restlichen Zug abgetrennt, nachdem dieser fertig zusammengestellt ist. Er steht dann erneut als Start-Kodon für ein neues Zellprotein zur Verfügung. Trotzdem gilt: Den meisten Menschen ab 40 Jahren fehlt Methionin oder sie leiden an einer sogenannten Homocysteinämie, also an zu viel

Homocystein im Blut. Die eigentliche Ursache dafür ist allerdings häufig ein Defizit an Folsäure bzw. den Vitaminen B_6 und B_{12}.

Drei Vitamine, die uns jung und froh machen

- *Vitamin B_6:* Auf dieses Vitamin ist die Natur besonders stolz, denn mit ihm hat sie ein Instrument geschaffen, mit dem sie im Handumdrehen Zellproteine zerschneiden, aber auch zusammenkleben kann. Mit anderen Worten: Vitamin B_6 ist der Tausendsassa im Eiweißstoffwechsel, unerlässlich bei den vielen Trillionen Proteinsynthesen, die sich tagtäglich in unserem Körper abspielen. Enthalten ist Vitamin B_6 besonders reich in Leber. Kein Wunder, denn in der Leber finden schließlich die meisten Eiweißsynthesen statt. Aber auch Tofuprodukte, Nüsse, Kerne, Samen, Fisch, Krabben, mageres Fleisch sowie Vollkornprodukte, Naturreis und grünes Blattgemüse enthalten viel Vitamin B_6. Idealer Snack für zwischendurch: Bananen. Bierhefe und Melasse eignen sich als Vitamin-B_6-reiche Nahrungsergänzung.
- *Vitamin B_{12}:* Wissenschaftler rätseln immer noch, was die Natur veranlasst haben mag, das riesengroße Vitamin-B_{12}-Molekül um ein einsames Kobalt-Atom herumzubauen. Nirgendwo sonst brauchen Lebewesen dieses seltene Spurenelement. Vom Vitamin B_{12} benötigen wir nur unendlich winzige Mengen, im ganzen Leben nicht mehr, als ein Reiskorn wiegt. Und trotzdem leistet dieses Vitamin in allen unseren Zellen wichtige Dienste für unsere Schönheit und Gesundheit, insbesondere im Teamwork mit Folsäure und dem Vitamin B_6. Der Biostoff regeneriert Zellkerne, sorgt für viel verjüngendes Methionin und ist ein potenter Fit- und Schlankmacher. Enthalten ist Vitamin B_{12} in tierischer Nahrung, eine gesunde Darmflora produziert es aber auch in ausrei-

chender Menge aus fermentierender Nahrung, wie z. B. Joghurt oder Sauerkraut.

- *Folsäure:* Sie wird von Zellforschern mitunter auch als »Frauen-Vitamin« bezeichnet, weil mehr als drei Viertel aller Frauen zeitweise oder ständig ein Folsäuredefizit mit sich herumschleppen und darunter auch leiden: häufige Niedergeschlagenheit, Müdigkeit, Nervosität, Schlafstörungen, vorzeitig ergrautes Haar – dies alles ist oft die Folge einer Homocysteinämie, die den Lebensstoff Methionin unterdrückt. Auch die Tage vor den Tagen kosten Frauen oftmals große Mengen an Folsäure, die dann im Stoffwechsel an allen Ecken und Enden fehlt. (Über PMS, das prämenstruelle Syndrom, erfahren Sie im folgenden Kapitel mehr.) Folsäure ist sehr reichlich in Tofu, grünem Blattgemüse und -salat, Hülsenfrüchten, Vollkornprodukten, Leber, Eigelb und Kohl enthalten.

KAPITEL 4:

Hormonelle Fallstricke für die Liebe

- PMS: Wenn Körper und Psyche leiden, ist auch das Liebesglück gefährdet
- Prämenstruelle Beschwerden äußern sich ganz unterschiedlich
- Neue Diagnose bei starken Beschwerden: PMDD
- Schwankungen des Serotoninspiegels lassen die Stimmung kippen
- Serotoninmangel kann Depressionen verursachen
- Falsche Ernährung und Stress verbrauchen viel Serotonin
- Serotonin-Wiederaufnahmehemmer sind keine Lösung
- Rätsel Mitochondrien: eine ausschließlich weibliche Erblinie

1 Weibliche Hormonschwankungen

»Gescheiterte Beziehungen haben ihre Ursachen meist in Frauen – doch schuld sind die Männer.« Zu diesem verblüffenden und etwas provokativ formulierten Paradoxon kommen Psychobiologen aus drei Gründen:

1. Frauen verfügen über geringere Blutzuckerreserven als Männer, neigen deshalb in Stresssituationen eher zu Gereiztheit, ohne allerdings etwas dafür zu können.
2. Welch gewaltiges Hormon- und Stoffwechselchaos sich in Frauen in den Tagen vor und während der Regel abspielt, entschlüsseln Zell- und Genforscher erst jetzt so richtig: »Es ist ein gewaltiges Ausplündern an körpereigenen Ressourcen – und ganz selbstverständlich oft eine temporäre Belastung für die Partnerschaft.«
3. Frauen passen sich aus ihrer genetischen Bestimmung heraus nicht so leicht an wie Männer. Dahinter verbirgt sich das vielleicht faszinierendste Rätsel der Natur: Während Vater und Mutter ihr Erbmaterial zu gleichen Teilen an ihre Kinder weitergeben, werden die Mitochondrien, die vielen Trillionen Energiebrennkammern in unserem Körper, stets nur vom weiblichen

Geschlecht weitervererbt – seit Hunderten Millionen von Jahren.
»All diese Faktoren machen Frauen verletzlich, während ihr Naturell Unbestechlichkeit erfordert«, sagt der Psychoneuroendokrinologe Dr. Carl C. Pfeiffer vom Brain Bio Center in Princeton (US-Staat New Jersey). »Sie können und dürfen ihre genetische Verantwortung für Ordnung und Arterhaltung nicht aufs Spiel setzen. So kommt es zwangsläufig zu Reibereien, für die es auf der Couch des Psychiaters keine Lösung gibt.«

PMS: Der allmonatliche Raubbau an Körper und Psyche

Wissenschaftler haben herausgefunden, was wirklich während der Tage vor der monatlichen Regel im Körper einer Frau passiert. Doch davon steht (bisher) in keinem Gesundheitslexikon etwas.
Das prämenstruelle Syndrom frisst innerhalb weniger Tage bis zu 70 Prozent der lebenswichtigen Vitamine aus Blut, Gewebe und Nervensystem. Und zwar Vitamine, an denen kein Überfluss herrscht, sondern meist ohnehin schon ein verheerender Mangel, wie z. B. Folsäure, Vitamin B_6, Vitamin B_1 oder Vitamin A.
Der weibliche Stoffwechsel unternimmt jetzt unbeschreibliche Anstrengungen, um Östrogene und Progesteron (Gelbkörperhormon) zu produzieren, in Vorbereitung der Menstruation. Während dieser monatlichen Regelblutung kommt es zu Blutungen und zum Abstoßen von Gebärmutterschleimhaut, also zu einem

schwer wiegenden Eingriff ins Gewebe, den Gynäkologen mitunter als »innere Verwundung« bezeichnen.

Der Blutverlust ist oftmals enorm, er kann einen fünftel Liter und mehr betragen. Dabei geht nicht nur Blutplasma, der wässrige Anteil, verloren, sondern auch viel Eiweiß, nahezu sämtliche Mineralien und Spurenelemente, Kohlenhydrate, Fettsäuren, Vitamine, Hormone, Enzyme, Antikörper und Bluttransportstoffe. Ein katastrophaler Raubbau also an Körper und Nervensystem von Frauen, bei denen an all diesen Biostoffen meist ohnehin ein Mangel besteht.

Am verheerendsten wirken sich die Eisenverluste aus. Von diesem kostbaren Spurenelement benötigen wir täglich etwa 12 Milligramm, Frauen bis zur Menopause jedoch bis zu 25 Milligramm. Dabei ist das Gewebe der meisten Frauen ohnehin ausgeplündert – durch Stress, Schlafmangel und Fehlernährung.

Nicht alle Frauen leiden unter PMS – und nicht alle betroffenen Frauen gleichermaßen. Für etwa ein Drittel bis zur Hälfte aller Frauen vor der Menopause ist PMS mit belastenden Symptomen verbunden, für jede zwanzigste Frau so stark, dass Wissenschaftler von einer mehrere Tage währenden Krankheit sprechen. Für diese massiven Verlaufsformen hat die Gesundheitsforschung jetzt einen neuen Krankheitsbegriff eingeführt: PMDD (Premenstrual Dysphoric Disorder), was etwa so viel bedeutet wie »vormenstruelle Verstimmung«.

PMS hat viele Symptome

Die Tage vor der Menstruation können sich auf vielfältige Weise unangenehm bemerkbar machen. Die häufigsten Symptome sind:

- Angstgefühle
- Brustspannungen
- depressive Verstimmungen
- Gereiztheit
- Gewichtszunahme
- Hautprobleme
- Heißhunger
- Konzentrationsschwächen
- Kopfschmerzen
- Müdigkeit
- Schlafstörungen

PMDD: Ein Krankheitsbild, das zahlreiche Frauen betrifft

In den USA unterscheiden Wissenschaftler zwischen einfachen Verlaufsformen eines prämenstruellen Syndroms und krankhaften Beschwerden. Manche Frauen kommen problemlos über die Tage, andere Frauen erleben stets aufs Neue eine Zeit der Schmerzen, Verstimmungen und nervösen Beschwerden.

Ärzte und Ärztinnen an der Cleveland Clinic in Ohio (USA) haben den neuen Forschungsbegriff PMDD mitgeprägt. »Etwa fünf Prozent aller menstruierenden Frauen leiden darunter«, sagen sie. »Die Symptome sind im Prinzip dieselben wie beim prämenstruellen Syndrom, jedoch meist so schwerwiegend, dass Arbeiten, aktive Teilnahme am Familienleben oder auch Partnerschaften nicht normal weitergeführt werden können.«

Bevor die Diagnose gestellt werden kann, müssen die Ärzte und Ärztinnen der Cleveland Clinic zunächst ausschließen, dass schwere Depressionen oder anderweitige Nervenkrankheiten vorliegen. Auch sonstige Ursachen wie Menopause, Störungen der Schilddrüsenfunktion oder eine Gebärmuttererkrankung dürfen nicht vorliegen.

Nach neuen Erkenntnissen begünstigt ein Mangel an Serotonin die Entstehung von PMDD. Dieser Nervenbotenstoff sorgt für gute Laune und positive Stimmung. Er ist außerdem Rohstoff für das Schlafhormon Melatonin, das in der Zirbeldrüse synthetisiert wird. So erklären sich Zusammenhänge zwischen Verzagtheit, Angstzuständen und Schlafstörungen. Inzwischen weiß man auch, dass viele betroffene Frauen keine gleichmäßige Produktion von Serotonin haben, das in bestimmten Hirnregionen hergestellt wird. Ihre Werte schwanken stark, abhängig von Ernährung und Stress.

2 Beziehungsproblem Serotonin

Sogenannte Stimmungsschwankungen, die durch wechselnde Konzentrationen von Serotonin entstehen, können eine Beziehung oder Partnerschaft stark belasten, weil betroffene Personen – und zu ihnen zählen gleichermaßen Männer wie Frauen – oft unberechenbar reagieren. Es kommt dann zu Zerwürfnissen aus nichtigem Anlass. Solange in den Neuronen ausreichend Serotonin gespeichert ist, hält sich eine harmonische Stimmungslage, Voraussetzung für eine gute Beziehung. Gespeichertes Serotonin kann aber innerhalb Sekunden verbraucht werden, so etwa bei massivem mentalem Stress, z. B. einem Wutanfall, einem heftigen Konflikt oder auch einer schlimmen Nachricht. Dann ist eine friedlich-harmonische Seelenverfassung kaum noch möglich.

Wie auch andere Glückshormone wird Serotonin aus einem einzigen Eiweißbaustein, nämlich Tryptophan, synthetisiert, in winzigen Säckchen gespeichert und am Übergang zwischen Nervenzellen gelagert. In einer ruhigen, selbstverständlichen Partnerbeziehung sorgt es für eine liebevolle Stimmung über alle Gehirn- und Nervenzellen. Dabei wird so wenig Serotonin verbraucht, dass es

stets wieder ersetzt werden kann. So bleibt eine Beziehung dauerhaft gefühlswarm.
Unter massivem Stress wird vermutlich zu viel Serotonin verbraucht oder aber die Synthese des Glücksboten gedrosselt, weil möglicherweise Hilfsstoffe fehlen, wie z. B. Vitamin B_6, Folsäure oder Vitamin C. Oder es fehlt am Rohstoff Tryptophan – so ganz erklären können moderne Zellforscher die Ursachen noch nicht. Eines aber scheint klar: Serotoninmangel schafft Depressionen und Partnerschaftsprobleme. Deshalb verschreiben in den USA viele Psychiater sogenannte Serotonin-Wiederaufnahmehemmer. Patienten vertrauen ihnen – in der Hoffnung, auf diese Weise eine belastete Beziehung zu kitten. Doch diese Hoffnung ist trügerisch.

Der Serotonin-Irrtum

Wissenschaftlern in den USA – und inzwischen auch bei uns – wird immer klarer, dass Partnerprobleme oftmals durch eine biochemische Entgleisung im Stoffwechsel, meist im Nervenstoffwechsel, entstehen. Also versuchen Psychiater und Eheberater die Stimmungslage der Partner zu verbessern. Gefühlswärme und lebensfroher Optimismus werden aber ausschließlich von Neurotransmittern übertragen, winzigen Glücklichmacher-Molekülen in Gehirn und Nerven. Frohsinn entsteht nicht im Bauch oder im Bindegewebe.
Noradrenalin ist der Glücksbote, der Menschen zueinander führt, so etwa beim Flirten an der Bar. Serotonin hingegen ist der Nervensignalstoff, der Beziehungen zusam-

menhält. Wenn man schon ein paar Jahre oder vielleicht nur Monate zusammenlebt, stehen stürmische Eroberungsleidenschaften nicht mehr unbedingt auf der täglichen Agenda. Dann ist echte Zuneigung gefragt, die Liebe des gegenseitigen Respekts, etwas Dauerhaftes also.

Aber Serotonin kann man sich nicht vom Arzt verschreiben lassen. Der in Depotsäckchen gespeicherte Liebesspender wird von den Nervenfasern in einer sogenannten Exozytose jäh ausgestoßen, z. B. bei einer Liebkosung. Dann schießt in Sekunden eine honigsüße Glut durch das hundertmilliardenfach vernetzte Labyrinth der Neuronen. Danach – und dies ist das Entscheidende – wird nicht verbrauchtes Serotonin (etwa die Hälfte des Nervenstoffs) von Enzymen abgebaut, die Reste werden eingesammelt und in die winzigen Säckchen zurückgeholt, wo sie wieder zu Serotoninmolekülen zusammengefügt werden. Oder sie werden in dem umfangreichen Versorgungsgewebe der Gliazellen des Gehirns gespeichert. Die Natur ist nämlich auch in Liebesdingen sparsam.

Findige Pharmakologen haben herausgefunden, dass man bewirken kann, dass Serotonin aus den Übertragungszonen nicht zurückgeholt, abgebaut und neu zusammengesetzt und gespeichert werden muss, sondern dass man es in den Grenzbereichen der Glücksübertragung binden kann, am jeweiligen sogenannten synaptischen Spalt zwischen je zwei Neuronen. Dort verbleibt ein meist kümmerlicher Rest an Serotoninmolekülen und verlängert die Phase von Frohgemutsein und liebevoller Daseinsfreude.

Für das Binden des kostbaren Glückshormons in der Übertragungszone sorgen sogenannte Serotonin-Wiederaufnahmehemmer, die auch in der Behandlung von Depressionen eingesetzt werden.
Doch die Natur lässt sich nicht ins Handwerk pfuschen. Menschen mit mentalen Schwierigkeiten leiden ja ohnehin – ohne es zu wissen – an einem fatalen Verschleiß an Neurotransmittern. Nun zwingt die Medikamenten-Keule, die Hemmer-Wirkstoffe, sie erbarmungslos, im Bereich der Signalübermittlung auszuharren, um vielleicht ein letztes trügerisches Lächeln, einen Hauch warmer Fürsorge für den Partner auszulösen. Die Folgen sind oft katastrophal. Depotsäckchen, Mitochondrien (die Energiebrennkammern) und Ribosomen, in denen Zellmoleküle hergestellt werden, verkümmern. Die körpereigene Produktion an diesem Glücksboten versiegt.
Wenn ein Patient Serotonin-Wiederaufnahmehemmer schluckt, blockiert das Medikament die Abbauenzyme des Botenstoffs. Damit steigt die Konzentration der Glücksmoleküle in den aktiven Nervenzonen steil an, während aus den Depotsäckchen weitere Neurotransmitter ausgeschüttet werden. Dadurch kommt es am Ende zur völligen Ausplünderung, zum Zusammenbruch der körpereigenen Serotoninproduktion. Das ist Verrat am wundervollen Bemühen der Natur, Menschen in Zuneigung dauerhaft zu binden.
Wer sich gesund mit naturbelassener Kost ernährt, Stress abbaut und dafür mehr schläft und außerdem für regelmäßige Bewegung in frischer, sauerstoffreicher Luft sorgt,

wird niemals unter einem Serotoninmangel leiden – dies ist ein Versprechen der Natur. Und eines ist klar: Es ist immer schade – und meistens unnötig –, wenn Partnerschaften zerbrechen, nur weil Serotonin fehlt

3. Mitochondrien – Das weibliche Mysterium

Diese Energiebrennkammern in unserem Organismus sind nur so groß wie Bakterien. Das Rätselhafte daran: Sie verfügen über eine eigene DNS, also über eigene Gene, und sind demnach vollkommen unabhängig von den Erbfaktoren, denen ja alle unsere Zellen unterliegen. Moderne Zell- und Genforscher haben die Theorie entwickelt, dass diese Mitochondrien eigentlich tatsächlich nichts anderes als Bakterien sind, die schon vor Milliarden Jahren damit begonnen haben, sich in Lebewesen einzunisten und deren Gewebe als Wirtszellen zu benutzen. Sie versorgen uns also mit Energie, damit wir gesund bleiben und diese geheimnisvolle Bakterienwelt in uns ebenfalls gleich mitversorgen. Doch dies ist vorläufig nur eine Theorie.

Ein weiteres unerklärliches Mysterium ist, dass diese Mitochondrien keine von Männern vererbten Gene enthalten. Jede Zelle verfügt ja über 23 Chromosomenpaare, also jeweils über 23 DNS-Fadenmoleküle, die vom Vater, und 23, die von der Mutter vererbt wurden. Die rollen sich dann gemeinsam in einem unendlichen winzigen Zellkern zusammen und bestimmen den genetischen Charakter eines Menschen.

In Mitochondrien aber, diesen Trillionen Energiespendern

in unserem Körper, gibt es nur weibliche Gene. Vom Beginn der biologischen Evolution vor etwa vier Milliarden Jahren an wurden sie ausschließlich über weibliches Erbgut übertragen. Männliche Lebewesen wurden dazu nicht gebraucht. Dies ruft wiederum andere Neurobiologen auf den Plan, die meinen, dass das männliche Geschlecht seit jeher stets nur dazu da war, Spermien zu spenden und den Mitochondrien-Bakterien zur Arterhaltung zu verhelfen. Ihr Fazit: Das eigentliche Leben spielt sich in Frauen ab.

Weil Frauen diesen genetischen Auftrag der Arterhaltung bewahren, nutzen sie die typischen Fluchtvarianten von Männern, die in Sport, Wettbewerb, Karriere, Orts- oder Partnerwechsel nach Selbstverwirklichung suchen, weniger. Sie tragen nach Meinung von Wissenschaftlern ihre genetische Bestimmung in sich selbst, sind unbestechlich und im Prinzip unveränderlich. Verständnis für diese spezifisch weibliche Funktion ist daher Psychobiologen zufolge eine Voraussetzung für Partner- und Eheglück. Deshalb ist es wichtig zu wissen, was sich in unserem Inneren, in unseren Gehirn- und Nervenzellen so alles abspielt. Dann gäbe es nicht mehr so viele verzweifelt suchende Singles – sondern wieder mehr dauerhaft glückliche Paare.

KAPITEL 5:

Die erotische Intelligenz wecken

- Ob wir wollen oder nicht: Das andere Geschlecht zieht uns magisch an
- Im Prinzip hat uns die Natur von Kopf bis Fuß auf Liebe eingestellt
- Körpereigene Biostoffe und Hormone sorgen für erotische Anziehungskraft
- Gesunde Ernährung, Bewegung und ausreichend Schlaf halten unsere Liebeskraft in Schwung
- Stoffwechselfehlfunktionen schwächen unsere Beziehungsfähigkeit
- Der erste Schritt zu mehr erotischer Intelligenz ist sich selbst (wieder) zu mögen
- Eine gute Beziehung gelingt nur mit Verständnis für die geschlechtsspezifischen Eigenheiten des Partners

1 Die Partnerfessel

Irgendwo tief in unserem Inneren gibt es einen Magneten, der uns an das andere Geschlecht fesselt. Deshalb spielen Blickkontakte eine große Rolle, das Aufspüren der Möglichkeiten, die sich bieten. Oder auch das Erfühlen, wie man beim anderen Geschlecht ankommt. In gewisser Weise ist also das Leben ein einziges riesengroßes Anbahnungsinstitut.

Die Natur hat das auch so gewollt, sie ist ja ohnehin die große Kupplerin seit Hunderten Millionen Jahren. Stets darum bemüht, Lebewesen – und damit natürlich auch uns Menschen – zusammenzuführen, damit immer wieder neue Generationen entstehen und die Arten erhalten bleiben.

Ganz klar, dass sie uns bei der Suche nach einem Partner keine großen Steine in den Weg legen möchte. Im Gegenteil: Sie trägt aktiv dazu bei, dass wir langfristig erfolgreich sind. Zu diesem Zweck versorgt sie uns mit Biostoffen und Hormonen, die Gefühle und Leidenschaften wecken und Beziehungen aufrechterhalten. Je gesünder wir uns ernähren, desto mehr dieser Glücksspender und Liebesboten produzieren wir in unserem eigenen Stoffwechsel. Denn eines zählt zu den ehernen Gesetzen der Natur: Liebe und Partnerglück kann man nicht kaufen,

erotische Intelligenz entsteht täglich aufs Neue in dem faszinierenden Wunderwerk unseres Drüsen-, Gehirn- und Nervenstoffwechsels.
Dementsprechend beansprucht unser Stoffwechsel natürlich täglich neues Liebesfutter in Form von Vitaminen, Eiweiß, Mineralien, Spurenelementen, Glukose, Fettsäuren und vor allem auch von Wasser. Damit dies alles auch optimal in unserem Organismus verwertet werden kann, ist viel Sauerstoff nötig, den es draußen in der Natur zum Nulltarif gibt – bei Wanderungen oder Spaziergängen im Freien. Etwas mehr Bewegung vermittelt dem Stoffwechsel frischen Schwung und schenkt dem Körper neue, junge Muskeln und eine bessere Haltung. Schließlich trägt auch das Sandmännchen zum Liebes- und Partnerglück bei – wenn wir früher ins Bett gehen, mehr schlafen und uns vom Tagesstress erholen.
Erotische Intelligenz steckt also schon in uns drin. Wir müssen sie nur wecken. Dann ist der Weg frei für mehr Partnerglück und Lebensfreude.

2 Anleitung für mehr Glück in der Partnerschaft

Wie Sie aus den vorhergehenden Kapiteln gesehen haben, beruhen viele Probleme bei der Partnersuche und -bindung auf einer Fehlfunktion natürlicher Stoffwechselvorgänge in unserem Körper. Daraus ergibt sich einerseits, dass eine gesunde Lebensführung, wie sie in diesem Buch beschrieben wird, bereits viele Beziehungsschwierigkeiten schon im Vorfeld ausräumt bzw. bestehende Probleme bessern oder sogar lösen kann.

Gleichzeitig ist aber auch deutlich geworden, dass Männer und Frauen sich in ihrem (Hormon-)Stoffwechsel stark unterscheiden, was sich auch auf bestimmte geschlechtsspezifische Verhaltensweisen auswirkt, für die der/die Einzelne nichts kann und die auch nicht wegtherapierbar sind. Stattdessen sind gegenseitiges Verständnis und Akzeptanz angesagt, eben liebevolles Annehmen der eigenen Person sowie des Partners in seiner Unverwechselbarkeit und mit seinen genetisch festgelegten Eigenheiten. Nur so schaffen Sie eine Atmosphäre, in der Erotik und Liebesglück dauerhaft und für beide Seiten befriedigend ihren Platz finden.

10 Beziehungstipps für Männer

1. Bringen Sie mehr Nachsicht und Souveränität auf. Das weibliche Geschlecht hat es nicht immer ganz leicht, bedingt durch die hormonelle Verletzlichkeit.
2. Laufen Sie Frauen zu Beginn einer Beziehung nicht zu sehr hinterher, rücken Sie ihnen nicht zu schnell zu stark auf die Pelle. Frauen brauchen ihren Freiraum, in den sie nur allmählich einen neuen Partner einlassen.
3. Versuchen Sie nicht, jede Auseinandersetzung nach den Gesetzen der Logik beizulegen. Auch Gefühle haben in einem Streitgespräch ihr Recht.
4. Vermitteln Sie Ihrer Partnerin, dass Sie loyal zu ihr stehen, dass es nur diese eine für Sie gibt. Flirten Sie auf keinen Fall mit anderen Frauen, etwa nach dem Motto: »Guck mal, ich habe auch noch woanders Chancen.«
5. Hören Sie zu, tragen Sie dem weiblichen Mitteilungsbedürfnis Rechnung. Erkundigen Sie sich, wie Ihre Partnerin den Tag verbracht hat, wie sie sich fühlt, wie es ihr gesundheitlich geht usw.
6. Achten Sie auf Gemeinsamkeiten. So banal es klingen mag, aber ein Satz wie »Ich glaube, wir bräuchten mal wieder neue Sofakissen« kann bei vielen Frauen ein Gefühl der Gemeinsamkeit auslösen.
7. Reden Sie nicht zu viel über sich selbst, von eigenen Erfolgen z. B. im Beruf.
8. Vermitteln Sie Perspektiven, etwa für gemeinsame Reisen, Unternehmungen oder irgendwann für eine Familie.

9. Denken Sie immer daran: Sex ist für Frauen meist nur in zweiter Linie wichtig. Z.B. während Schwangerschaft und Stillzeit produzieren sie das Hormon Prolaktin, das sexuelles Interesse oft vollkommen unterdrückt.
10. Zärtlichkeiten, Streicheln, kleine Liebkosungen, Geschenke oder ein liebevoller Satz binden aneinander und vermitteln das Gefühl warmherziger Zugehörigkeit.

10 Beziehungstipps für Frauen

1. Lassen Sie ihm Freiraum für Hobbys oder Sport. Seien Sie nicht eifersüchtig auf Zeit, die er z.B. mit Freunden verbringt.
2. Versuchen Sie nicht um jeden Preis, den Partner mit Schmuck, tollen Frisuren, Schminke usw. zu fesseln. Das lässt sich auf Dauer ohnehin nicht durchhalten.
3. Männer wünschen sich, dass ihre Partnerin hübsch aussieht und vielleicht auch auf andere Männer anziehend wirkt. Gehen Sie deshalb immer ein bisschen mit der aktuellen Mode. Riskieren Sie modisch ein bisschen mehr, auch wenn es manchmal etwas Mut braucht zu mehr Pep oder Chic.
4. Versuchen Sie, Übergewicht abzubauen. Jedes Gramm Fett zu viel geht auf Kosten der Eleganz. Es kann nicht schaden, wenn Sie beim Vergleich mit den Frauen anderer Männer gut abschneiden.
5. Männer schätzen meist Frauen mit Disziplin und Charakterfestigkeit. Dies zeigt sich etwa im unbestechli-

chen Verzicht auf Zigaretten, zu viel Alkohol usw. Frauen sollten Männern in Bezug auf die kleinen Normen partnerschaftlicher Moral ruhig ein wenig überlegen sein. Sie sind es schließlich, die später einmal, in der Familie, in erster Linie moralische Richtlinien vorgeben.

6. Halten Sie sich fit und körperlich gut drauf, z. B. mit Yoga, Aerobic, Joggen usw., und lassen Sie sich in Sachen Haltung oder Figur nicht gehen.
7. Fördern Sie Gemeinsamkeiten, die über das Übliche wie z. B. zusammen kochen oder ins Kino gehen hinausgehen. Gehen Sie zusammen z. B. in den Sportverein, zum Line-Dance oder zu kulturellen Veranstaltungen.
8. Weisen Sie sexuelle Begehrlichkeiten seinerseits möglichst nicht allzu schroff zurück, auch wenn Ihnen im Moment gar nicht danach ist. Ein frostig-abweisendes Nein kann eine zarte Männerseele erheblich verletzen. Das kann im Partner Trotzreaktionen und Verdruss auslösen, auf Dauer auch sexuellen Rückzug. Da lauert möglicherweise im Hintergrund schon die weibliche Konkurrenz. Männer reagieren aber einlenkend, wenn ihnen Gründe für mangelnde Libido auf vernünftige und liebevolle Weise dargelegt werden. Etwa nach dem Motto: »Ich habe heute einfach keine Lust – lass es uns doch auf morgen verschieben.«
9. Beschränken Sie Vorwürfe und Schuldzuweisungen möglichst auf wichtige Fälle, machen Sie sie nicht zum Dauerzustand. Räumen Sie z. B. Ihrem Partner

nicht ständig alles hinterher und kanzeln ihn dafür immer wieder ab. Arbeiten Sie lieber darauf hin, dass gar keine Anlässe für Vorwürfe mehr entstehen.

10. Verleihen Sie schlechter Laune möglichst nicht bei jeder Gelegenheit Ausdruck. Sagen Sie lieber mal gar nichts und ertragen eine solche Phase der Freudlosigkeit für sich allein. Sie wird ohnehin von ganz allein vorbeigehen.